# 实用百果治百病

编 著

宋纬文　王明军

海峡出版发行集团
THE STRAITS PUBLISHING & DISTRIBUTING GROUP
福建科学技术出版社
FUJIAN SCIENCE & TECHNOLOGY PUBLISHING HOUSE

**图书在版编目（CIP）数据**

实用百果治百病 / 宋纬文，王明军编著 . —福州：
福建科学技术出版社，2021.10
ISBN 978-7-5335-6536-7

Ⅰ . ①实… Ⅱ . ①宋… ②王… Ⅲ . ①植物药 Ⅳ .
① R282.71

中国版本图书馆 CIP 数据核字（2021）第 173232 号

| | | |
|---|---|---|
| 书 | 名 | **实用百果治百病** |
| 编 | 著 | 宋纬文　王明军 |
| 出版发行 | | 福建科学技术出版社 |
| 社 | 址 | 福州市东水路 76 号（邮编 350001） |
| 网 | 址 | www.fjstp.com |
| 经 | 销 | 福建新华发行（集团）有限责任公司 |
| 印 | 刷 | 福州德安彩色印刷有限公司 |
| 开 | 本 | 889 毫米 ×1194 毫米　1 / 32 |
| 印 | 张 | 7.375 |
| 图 | 文 | 236 码 |
| 版 | 次 | 2021 年 10 月第 1 版 |
| 印 | 次 | 2021 年 10 月第 1 次印刷 |
| 书 | 号 | ISBN 978-7-5335-6536-7 |
| 定 | 价 | 38.00 元 |

书中如有印装质量问题，可直接向本社调换

# 编者的话

中华本草，博大精深。中华本草从第一部本草学专著《神农本草经》到李时珍历时 27 年编纂而成的"中国古代百科全书"《本草纲目》，再到吴其濬的本草图谱《植物名实图考》，跨越了 2000 多年。这 2000 多年谱写了传统药物学的发展，也见证了中华民族与疾病的斗争历史。

中华医药，守正创新。中华本草是中医药的传承载体和发展脉络的体现。近现代的医家对本草也多有阐发和挖掘，如张山雷的《本草正义》，又如集全国中医药界集体智慧、多学科协作完成的巨著《中华本草》。在新冠肺炎的防治中，中医药人肩负使命，凸显了中医药不可替代的作用。中医药是世界文化遗产宝库中的一颗璀璨明珠，为中华民族的繁衍和世界人民的健康做出了重要贡献。

中医发展，恰逢其时。党的十八大以来，习近平总书记多次对中医药发展做出了重要论述，为新时代传承发展中医药事业提供了根本遵循和行动指南，出台了一系列相关政策，中医药的发展上升为国家战略并进入新的历史发展时期。

本草，是诗人笔下风姿绰约的存在，更是中医医生手中的救命"仙草"，具有文化与医药的双重属性。本系列图书"百草药苑"按药用部位分册，每册分别收载以全草、果、花等为药用部位的药用植物各 100 种，兼顾实用性与观赏性，图文并茂呈现本草特征，引经据典列述其药性与偏验方，希冀对百姓识中医、认草药有所帮助，对传播中医药文化有所裨益。需要提醒读者注意的是，本书所载草药知识仅供读者学习参考，请读者务必在专业医生指导下用药。

本书出版过程中得到福建省高校人文社会科学研究基地"传统本草文化传承研究中心"［中心建设文件批复号（闽教科〔2019〕28号）］、厦门医学院闽台青草药研究室的支持和帮助，在此表示感谢。

实用百**果**治百病 目 录 Contents

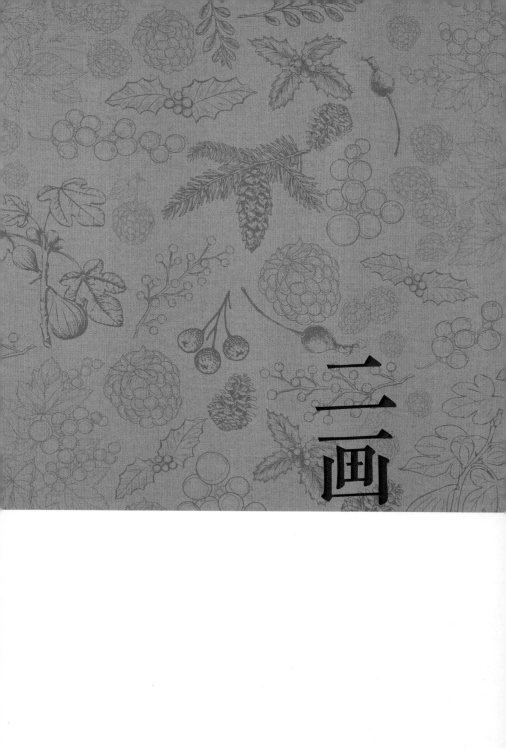

二画

# ▶八月札

【别　　名】八月瓜、预知子、八月炸、八月果、羊开口、腊瓜。

【来　　源】为木通科植物三叶木通 *Akebia trifoliata* (Thunb.) Koidz. 的成熟果实。

【形态特征】落叶木质缠绕灌木。果实呈长椭圆形，或略呈肾形，两端圆；表面浅灰棕色或黄棕色，有不规则纵向网状皱纹，未熟者皱纹细密，基部有果柄痕；果皮革质，较厚；断面淡灰黄色，内有多数种子。果期 8 月。

【生境分布】生于山坡、山沟、溪旁等处的乔木与灌木林中。分布于河北、陕西、山西、甘肃、山东、河南，以及长江流域各地。

【性味功能】味微苦，性平。疏肝和胃，活血止痛，软坚散结，利小便。

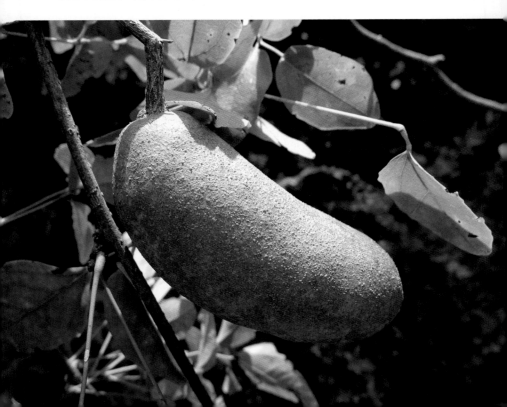

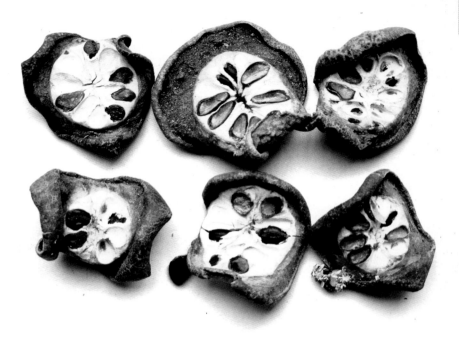

【用量用法】9~15 克，水煎或浸酒服。

【使用禁忌】孕妇慎服。

【民间验方】*1.* 腹胀：八月札 30 克，水煎服。

　　　　　*2.* 疝痛：八月札 30 克，小茴香 12 克，水煎服。

　　　　　*3.* 小便不利：八月札、薏苡仁、冬瓜皮各 15 克，水煎服。

　　　　　*4.* 闭经、痛经：八月札 10 克，益母草、湖广草、茜草各 15 克，地荭 20 克，水煎服。

............................................

【典籍说药】*1.*《本草拾遗》："利大小便，宣通，去烦热，食之令人心宽，止渴，下气。"

　　　　　*2.*《食性本草》："主胃口热闭，反胃不下食，除三焦客热。"

　　　　　*3.*《本草汇言》："以蜜水煮食之，治噤口热痢。"

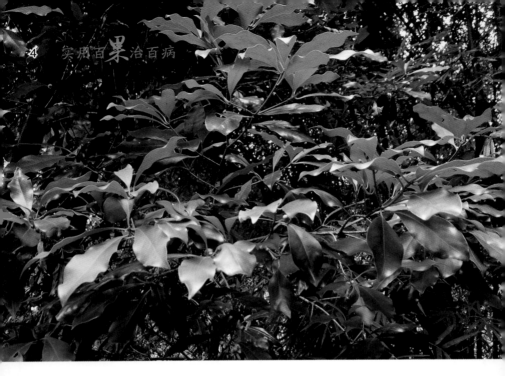

# ▶ 八角茴香

【别　　名】大茴香、八角珠、八角、大料、五香八角。

【来　　源】为八角科植物八角茴香 *Illicium verum* Hook. f. 的果实。

【形态特征】常绿乔木。聚合果多由 8 个蓇葖果组成，呈放射状排列成
　　　　　　八角形；外表面棕褐色或红褐色，有不规则皱纹；先端钝
　　　　　　或钝尖，果皮较厚，上侧多开裂成小艇形；内表面淡棕色，
　　　　　　有光泽。气芳香。果熟期秋季至次年春季。

【生境分布】生于气候温暖、湿润且土壤疏松的山地，或栽培。分布于
　　　　　　福建、台湾、广东、广西、云南、贵州等地。

【性味功能】味辛、甘，性温。温阳散寒，理气止痛。

【用量用法】3~6 克，水煎服；外用适量，研末调敷患处。

【使用禁忌】阴虚火旺者忌服。

【民间验方】*1.* 小肠气坠：八角茴香、小茴香各 9 克，乳香少许，水煎

服取汗。

2. 疝气：八角茴香、枳壳各等量，焙干研末，每次服 3~6 克，温黄酒送下，每日 2 次。

3. 腰重刺胀：八角茴香，炒，为末，每次饭前服 6 克，黄酒送下。

4. 胃脘痛（属肝气犯胃证者）：八角茴香 1 粒，研末，与鸡蛋 1 个调匀，用麻油煎熟食用，每日早、晚各 1 次。

----

【典籍说药】1.《品汇精要》："主一切冷气及诸疝疠痛。"

2.《本草蒙筌》："主肾劳疝气，小肠吊气挛疼，理干、湿脚气，膀胱冷气肿痛。开胃止呕下食，补命门不足。"

3.《医林纂要·药性》："润肾补肾，舒肝木，达阴郁，舒筋，下除脚气。"

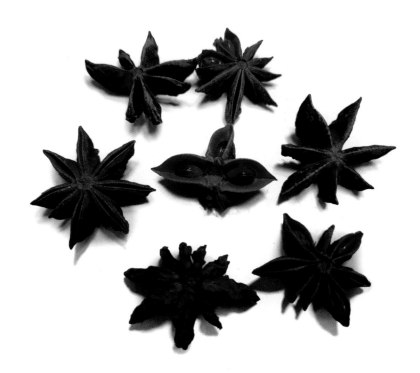

# ▶刀豆壳

【别　　名】刀豆衣、豆荚壳。

【来　　源】为豆科植物刀豆 *Canavalia gladiata*（Jacq.）DC. 的果壳。

【形态特征】一年生缠绕草质藤本。完整果皮呈长剑状略作螺旋形扭曲或破碎，先端尖，微弯；外表面黄色至深黄色，具皱纹，散生黑色斑点，被有稀疏短毛及斜向排列的白色细条纹；内面有白色海绵状物；果皮带纤维性。果期秋季。

【生境分布】长江流域以南各地均有栽培。

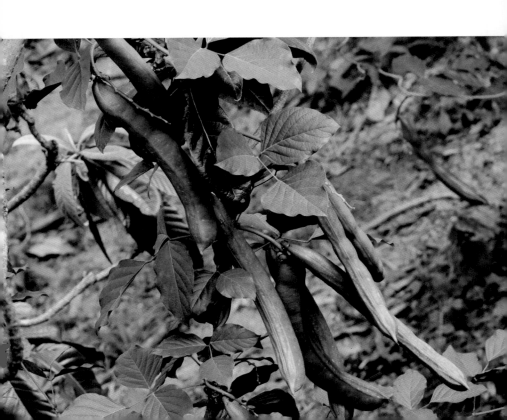

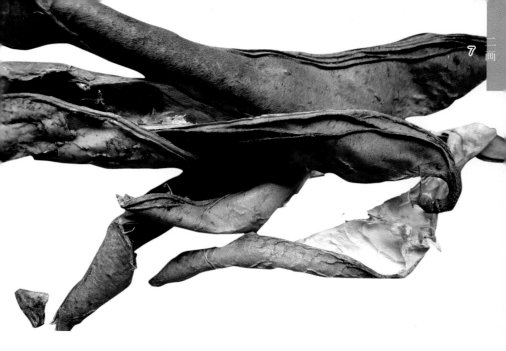

【性味功能】味甘，性平。和中下气，散瘀活血。

【用量用法】9~15克，水煎服；外用适量，烧存性研末撒患处。

【民间验方】*1.* 呃逆：刀豆壳30克，分心木9克，煎汤频服。

*2.* 膈食呕吐、不能吞咽：刀豆壳15克，咸橄榄3枚，制半夏9克，水煎服。

*3.* 落枕：刀豆壳15克，羌活、防风各9克，水煎服。

*4.* 颈淋巴结结核初起：鲜刀豆壳30克，鸭蛋1个，酒水煎服。

...............................................................................................................

【典籍说药】*1.*《医林纂要·药性》："和中，交心肾，止呃逆。"

*2.*《中药大辞典》："下气，活血。主治反胃，呃逆，久痢，闭经，喉痹，喉癣。"

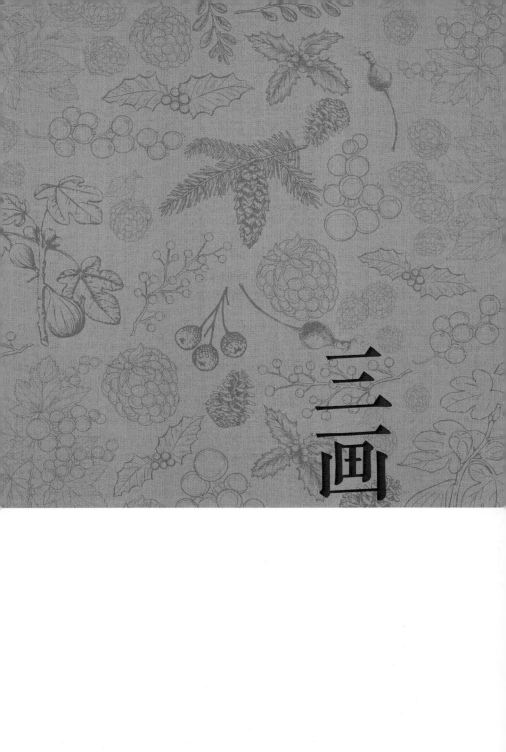

三画

## ▶大 麦

【别　　名】麦子、饭麦。

【来　　源】为禾本科植物大麦 *Hordeum vulgare* Linn. 的颖果。

【形态特征】越年生草本。果实呈梭形；表面淡黄色，背面为外稃包围，具5脉，先端长芒已断落；腹面为内稃包围，有1条纵沟；断面粉性，白色。果期4~5月。

【生境分布】全国各地普遍栽培。

【性味功能】味甘，性凉。健脾和胃，宽肠，利水。

【用量用法】30~60克，水煎服；外用适量，煎水洗，或研末调敷患处。

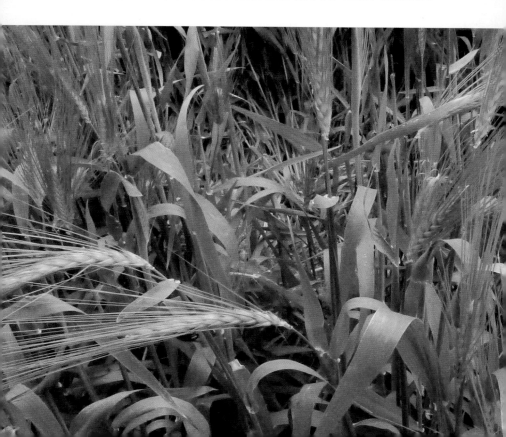

【民间验方】1. 消暑解渴：大麦炒焦，开水冲泡代茶。

2. 紫癜：大麦 60 克，大枣 5 枚，水煎服。

3. 烫火伤：大麦炒黑，研末，调茶油或麻油擦之。

【典籍说药】1.《名医别录》："主消渴，除热，益气，调中。"

2.《本草拾遗》："调中止泄，令人肥健。"

3.《本草纲目》："宽胸下气，凉血，消积进食。"

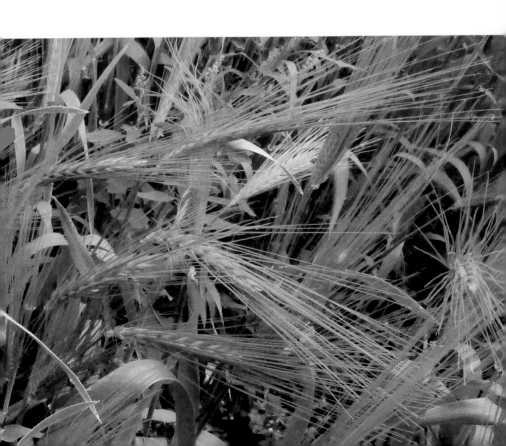

## ▶ 大 枣

【别　　名】干枣、美枣、良枣、红枣、南枣。

【来　　源】为鼠李科植物枣 *Ziziphus jujuba* Mill. 的果实。

【形态特征】落叶灌木或小乔木。核果呈长圆形或长卵圆形；表面暗红色，略带光泽，有不规则皱纹；基部凹陷，有短果柄；外果皮薄，中果皮棕黄色或淡褐色，肉质，柔软。果核纺锤形，两端锐尖。果期 8~9 月。

【生境分布】全国各地广为栽培。

【性味功能】味甘，性温。补脾胃，益气血，安心神，调营卫，和药性。

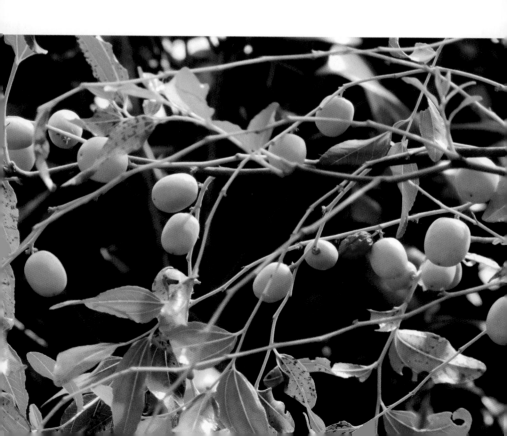

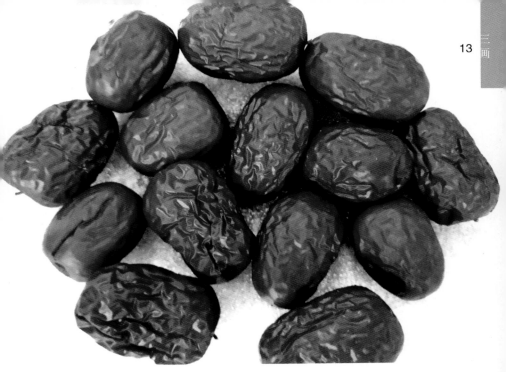

【用量用法】9~15 克，水煎服。

【使用禁忌】凡有湿痰、积滞、齿病、虫病者，均不相宜。

【民间验方】*1.* 脾胃虚弱：大枣 7 枚，龙眼干 14 粒，生姜 3 片，水煎服。
*2.* 高血压：大枣 10~15 枚，鲜芹菜根 60 克，水煎服。
*3.* 贫血：大枣 10 枚，当归、熟地黄各 12 克，党参 15 克，水煎服。
*4.* 妇人脏躁：大枣 15 枚，小麦适量，甘草 15 克，水煎服。

⋯⋯⋯⋯⋯⋯⋯⋯⋯⋯⋯⋯⋯⋯⋯⋯⋯⋯⋯⋯⋯⋯⋯⋯⋯⋯⋯⋯⋯⋯⋯⋯⋯⋯

【典籍说药】*1.*《神农本草经》："主心腹邪气，安中养脾，助十二经。平胃气，通九窍，补少气、少津液，身中不足，大惊，四肢重，和百药。久服轻身延年。"
*2.*《吴普本草》："主调中益脾气，令人好颜色，美志气。"
*3.*《本草汇言》："补中益气，壮心神，助脾胃，养肝血，保肺气，调营卫，生津之药也。"

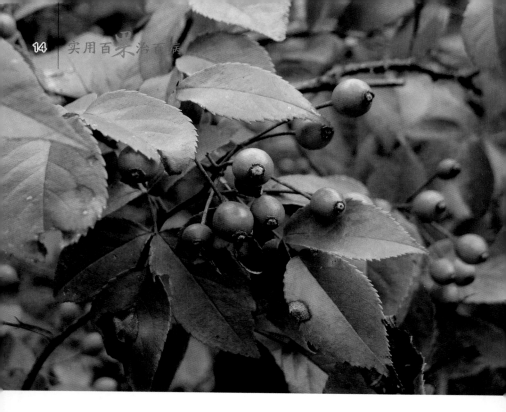

# ▶小果蔷薇果

【别　　名】小金樱子、小金莺、鸡公子。

【来　　源】为蔷薇科植物小果蔷薇 *Rosa cymosa* Fructus 的果实。

【形态特征】攀缘灌木。果实圆球形；表面红色至黑褐色，平滑，微有
　　　　　　光泽，顶端有不突高的花萼残基，基部常带有细小果柄；
　　　　　　果肉较薄，棕色；切开后内壁附有光亮的金黄色茸毛，内
　　　　　　有小瘦果 5~10 个。果期 6~7 月。

【生境分布】生于向阳山坡、灌丛或丘陵。分布于西南，以及江苏、浙江、
　　　　　　安徽、福建、江西、湖南、广东、广西、台湾等地。

【性味功能】味甘、涩，性平。化痰止咳，明目，固涩。

【用量用法】60~90 克，水煎服。

【民间验方】*1.* 风痰咳嗽：鲜小果蔷薇果 60~90 克，水煎，酌加红糖，

早、晚饭前各服 1 次。

*2.* 小便失禁：小果蔷薇果 60 克，炙甘草 9 克，水煎服。

*3.* 小儿疳积：小果蔷薇果 6~9 克，酌加猪肝，水炖服。

*4.* 跌打损伤：鲜小果蔷薇果适量，捣烂敷患处。

【典籍说药】*1.*《中药大辞典》："主治风痰咳嗽，眼目昏糊，遗精，遗尿，小儿疳积，白带。"

*2.*《中华本草》："化痰止咳，养肝明目，益肾固涩。主治痰多咳嗽，眼目昏糊，遗精遗尿，白带。"

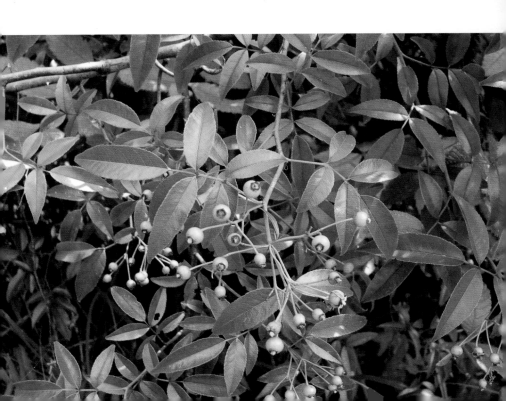

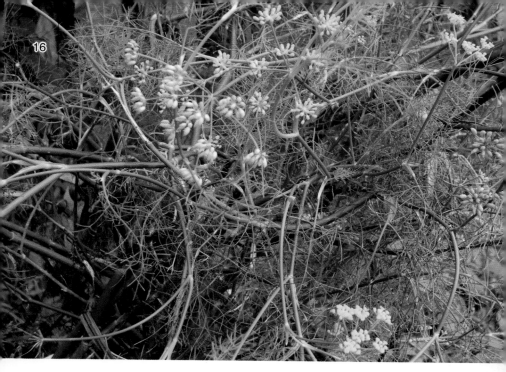

# ▶小茴香

【别　　名】蘹香、蘹香子、茴香子、谷茴香、谷香、香子、小香。

【来　　源】为伞形科植物茴香 *Foeniculum vulgare* Mill. 的果实。

【形态特征】多年生草本。果实呈细圆柱形，两端略尖；表面黄绿色至棕色，顶端有花柱基或小果柄。分果长椭圆形，背面隆起，有 5 条纵直棱线，接合面平坦，中央色较深，有纵沟纹。果期 7~9 月。

【生境分布】原产于地中海地区，我国各地多有栽培。

【性味功能】味辛，性温。温肾散寒，理气止痛，和胃止呕。

【用量用法】3~6 克，水煎服；外用适量，研末调敷，或炒热温熨。

【使用禁忌】《得配本草》："肺、胃有热及热毒盛者禁用。"

【民间验方】*1.* 胃脘痛：小茴香、高良姜、乌药各 6 克，炒香附 9 克，水煎服。
*2.* 疝气、睾丸肿痛：小茴香、橘核、鹿角霜各 6 克，研末，

热酒冲服，每日 1 剂。

3. 小便失禁：炒小茴香 6 克，炒山药、炙黄芪各 15 克，炖羊肾服。

4. 蛇咬久溃：小茴香捣末敷之。

---

【典籍说药】 *1.《千金·食治》*："主蛇咬疮久不瘥，捣敷之。又治九种瘘。"

*2.《得配本草》*："运脾开胃，理气消食，治霍乱呕逆，腹冷气胀，闪挫腰痛。"

*3.《随息居饮食谱》*："杀虫辟秽，制鱼肉腥臊冷滞诸毒。"

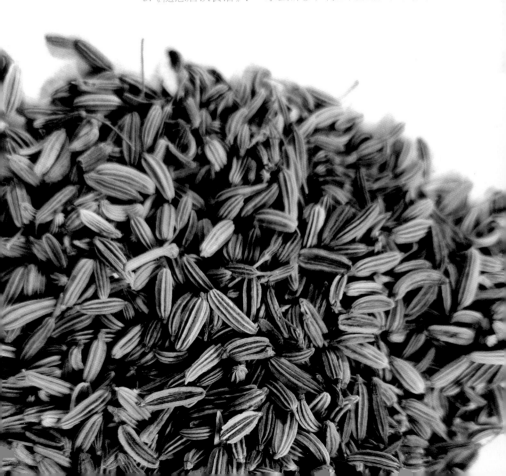

# ▶山苍子

【别　　名】木姜子、山胡椒、臭樟子、澄茄子。

【来　　源】为樟科植物山鸡椒 *Litsea cubeba* (Lour.) Pers. 的果实。

【形态特征】落叶灌木或小乔木。果实呈圆球形；表面棕褐色至棕黑色，有网状皱纹，基部常有果柄痕；中果皮易剥去；内果皮暗棕红色，含种子 1 粒。具特异、强烈、有穿透性的香气。果期 6~8 月。

【生境分布】生于向阳山坡、火烧迹地、林缘灌丛、疏林中，或栽培。分布于长江流域以南各地。

【性味功能】味辛、微苦，性温。温中散寒，行气活血。

【用量用法】3~10 克，水煎服；外用适量，研末撒或调敷患处。

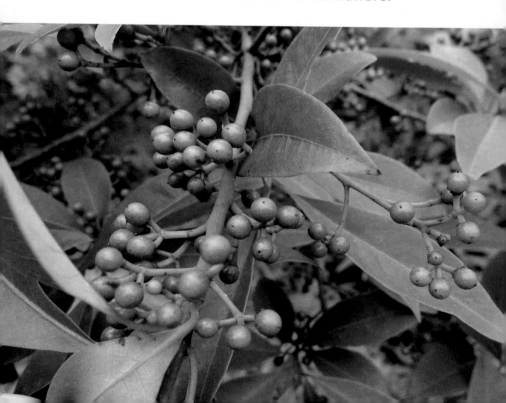

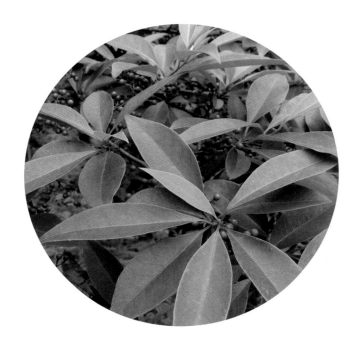

【使用禁忌】实热及阴虚火旺者忌用。

【民间验方】*1.* 中暑（属阴暑证者）：山苍子、石菖蒲各 10 克，老姜 1 片，水煎服。

*2.* 单纯性消化不良：山苍子 6 克，鸡矢藤 10 克，茶叶少许，水煎服。

*3.* 胃痛（属脾胃虚寒证者）：山苍子、香附各 15 克，乌药 10 克，水煎服。

*4.* 腹胀：山苍子 6 克，大血藤、南五味子根各 10 克，水煎服。

*5.* 无名肿毒：山苍子适量，研末，酌加醋调敷患处。

【典籍说药】*1.*《滇南本草》："治面寒疼痛，暖腰肾而兴阳道，治阳痿。"

*2.*《滇南本草图说》："主下气温中，去瘀，除脏腑中风冷，去胃口虚冷气，亦除寒湿，治霍乱，吐泻，转筋。"

# ▶山茱萸

【别　　名】肉枣、药枣、枣皮、红枣皮、萸肉、山萸肉。

【来　　源】为山茱萸科植物山茱萸 *Cornus officinalis* Sieb. et Zucc. 的果肉。

【形态特征】落叶灌木或乔木。果肉呈不规则的片状或囊状；果皮破裂，皱缩，形状不完整；表面紫红色至紫黑色，顶端有的可见圆形的宿萼痕迹，基部有果柄痕；内面色较浅，不光滑。果期 9~10 月。

【生境分布】生于林缘、林下，或栽培。分布于山西、陕西、甘肃、山东、江苏、安徽、浙江、江西、河南、湖南等地。

【性味功能】味酸，性微温。补肝益肾，收敛固脱。

【用量用法】5~10 克，水煎服。

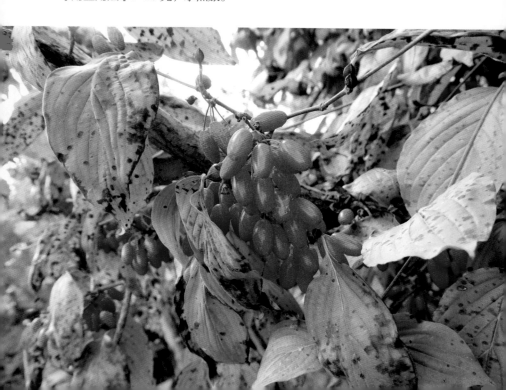

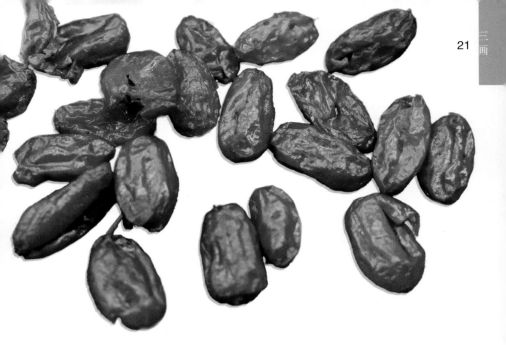

【使用禁忌】《本草经疏》："命门火炽，强阳不痿者忌之；膀胱热结，小便不利者不宜用；阴虚血热不宜用。"

【民间验方】*1.* 精血亏虚、腰膝酸软、自汗盗汗：山茱萸、山药、茯苓各 12 克，泽泻、牡丹皮各 9 克，熟地黄 24 克，水煎服。
*2.* 心脾不足、肾虚而致梦中遗尿：山茱萸 10 克，桑螵蛸、茯神各 12 克，黄芪 30 克，益智仁 9 克，水煎服。
*3.* 汗多欲脱：山茱萸 25 克，人参 10 克，水煎服。
*4.* 体虚、月经过多：山茱萸、熟地黄各 15 克，当归、白芍各 9 克，水煎服。

【典籍说药】*1.*《神农本草经》："主心下邪气，寒热，温中，逐寒湿痹，去三虫，久服轻身。"
*2.*《日华子本草》："暖腰膝，助水脏，除一切风，逐一切气，破癥结，治酒皶。"
*3.*《本草再新》："益气养阴，补肾平肝，温中发汗，利小便，除寒气。"

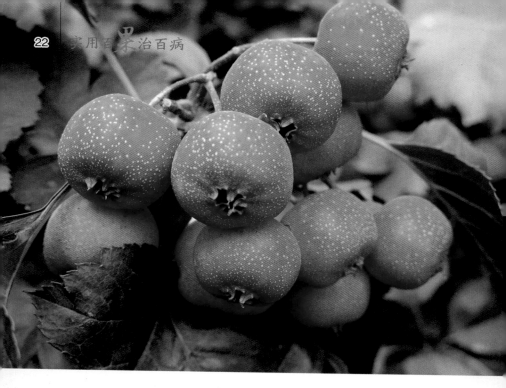

# ▶ 山 楂

【别　　名】山里红果、山楂扣、大山楂、北山楂。

【来　　源】为蔷薇科植物山里红 *Crataegus pinnatifida* Bge var. *major* N.E.Br. 的成熟果实。

【形态特征】落叶乔木。梨果近球形；表面鲜红色至深红色，有光泽，满布灰白色小斑点，顶端留下一圆形深洼，有宿存花萼，基部有果柄残痕；果肉厚，深黄色至浅棕色，切面可见种子 3~5 粒。果期 8~10 月。

【生境分布】生于溪边、山谷、林缘、灌木丛中，或栽培。分布于华北，以及山东、江苏、安徽、河南等地。

【性味功能】味酸、甘，性微温。消食健脾，行气散瘀，化浊降脂。

【用量用法】3~10 克，水煎服；外用适量，煎水洗，或捣烂敷患处。

【使用禁忌】脾胃虚弱者及孕妇慎服。

【民间验方】*1.* 高血压、肝火头痛、暑热口渴：山楂15克，鲜荷叶50克，水煎代茶常饮。

*2.* 高脂血症：山楂、菊花各10克，决明子15克，水煎代茶；或山楂30克，毛冬青60克，水煎服。

*3.* 食滞不化、肉积、乳食不消：山楂30克，陈皮6克，水煎，分2~3次服。

【典籍说药】*1.*《日用本草》："化食积，行结气，健胃宽膈，消血痞气块。"

*2.*《滇南本草》："消肉积滞，下气。治吞酸，积块。"

*3.*《本草纲目》："化饮食，消肉积，癥瘕，痰饮痞满吞酸，滞血痛胀。"

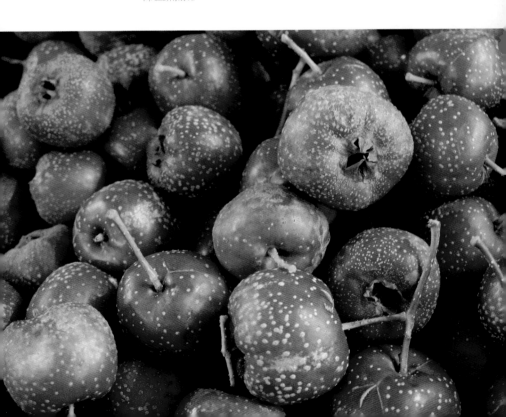

# ▶ 女贞子

【别　　名】女贞实、冬青子。

【来　　源】为木犀科植物女贞 *Ligustrum lucidum* Ait. 的果实。

【形态特征】常绿灌木或乔木。果实呈卵形、椭圆形或肾形；表面黑紫色或棕黑色，皱缩不平，基部有果梗痕或具宿萼及短梗；外果皮薄，中果皮稍厚而松软，内果皮木质，黄棕色，有数条纵棱，破开后有种子 1 粒。果期 7 月至次年 5 月。

【生境分布】生于常绿阔叶林中，或栽培。分布于长江以南，以及陕西、甘肃等地。

【性味功能】味甘、苦，性凉。补肝益肾，清虚热，明目。

【用量用法】6~15 克，水煎服。

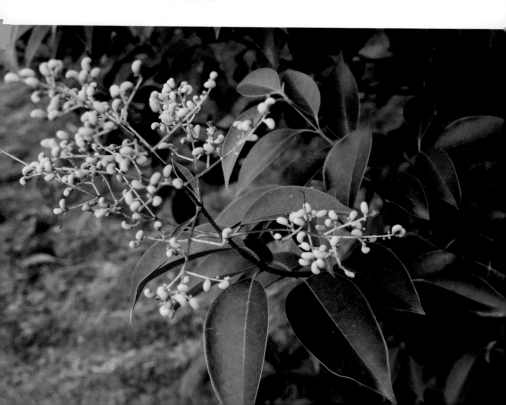

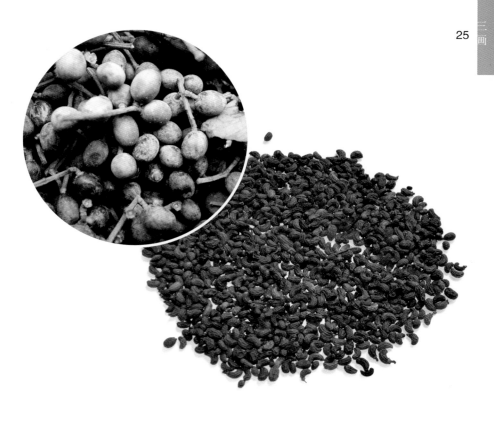

【使用禁忌】《得配本草》："脾胃虚寒，肾阳不足，津液不足，内无虚热，四者禁用。"

【民间验方】 1. 高脂血症：女贞子 30 克，山楂 15 克，水煎，早、晚分服。
2. 肺结核午后潮热、颧红、手足心热：女贞子、地骨皮各 9 克，青蒿、五味子各 4.5 克，水煎服。
3. 高血压：女贞子、墨旱莲各 18 克，合欢皮、夜交藤各 15 克，水煎服。
4. 视神经炎：女贞子、决明子、青葙子各 30 克，水煎服。

【典籍说药】 1.《神农本草经》："主补中，安五脏，养精神，除百疾，久服肥健，轻身不老。"
2.《本草纲目》："强阴，健腰膝，变白发，明目。"
3.《本草再新》："养阴益肾，补气舒肝。治腰腿痛，通经和血。"

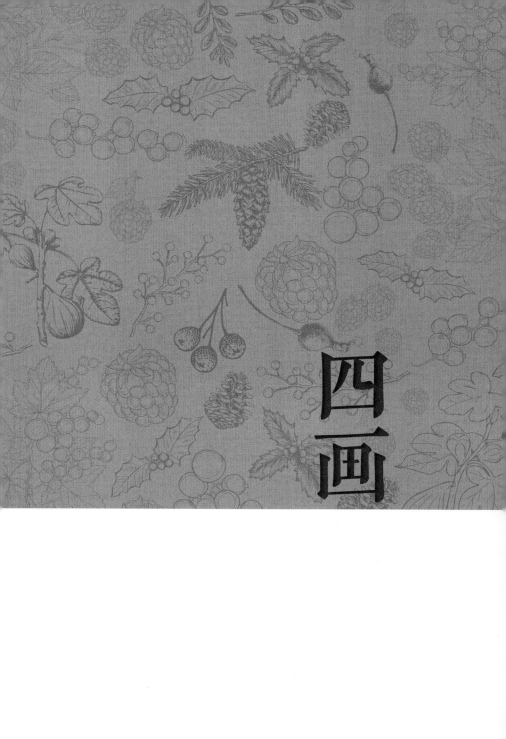

四画

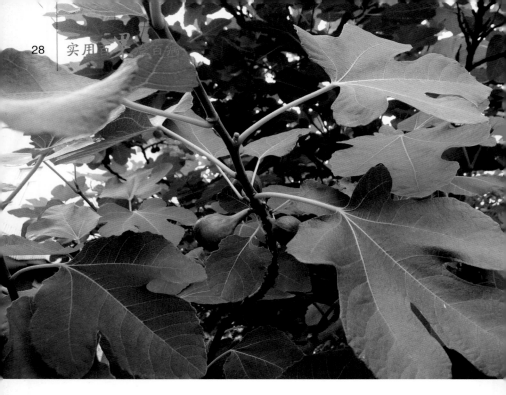

## ▶ 无花果

【别　　名】奶浆果、映日果、蜜果、文仙果。

【来　　源】为桑科植物无花果 *Ficus carica* Linn. 的果实。

【形态特征】小乔木或灌木。果实呈圆锥形或类球形；表面淡黄棕色或
棕黑色，有波状弯曲的纵棱线，上端稍平截，中央有圆形
突起，基部较狭，连有果序柄及残存苞片。味甜。果熟期
8~11 月。

【生境分布】原产于亚洲西部及地中海地区，我国各地均有栽培。

【性味功能】味甘，性凉。清热生津，健脾开胃，解毒消肿。

【用量用法】10~15 克，水煎服；外用适量，煎水洗，或研末调敷患处。

【使用禁忌】脾胃虚寒者忌服。

【民间验方】*1.* 咽喉肿痛：无花果 5~7 个，金银花 15 克，水煎服。

*2.* 干咳、久咳：无花果 9 克，葡萄干 15 克，甘草 6 克，水煎服。

*3.* 便秘：鲜无花果适量，嚼食；或干果捣碎煎汤，酌加蜂蜜，空腹时温服。

*4.* 消化不良性腹泻：炒无花果、炒山楂、炒鸡内金各 9 克，厚朴 4.5 克，水煎服。

*5.* 缺乳：无花果 30 克，羊乳 15 克，猪蹄 1 只，水炖服。

【典籍说药】*1.*《滇南本草》："开胃健脾，止泄、痢疾，亦治喉痛。熬水洗疮，最良。"

*2.*《本草纲目》："治五痔，咽喉痛。"

*3.*《随息居饮食谱》："清热，润肠。"

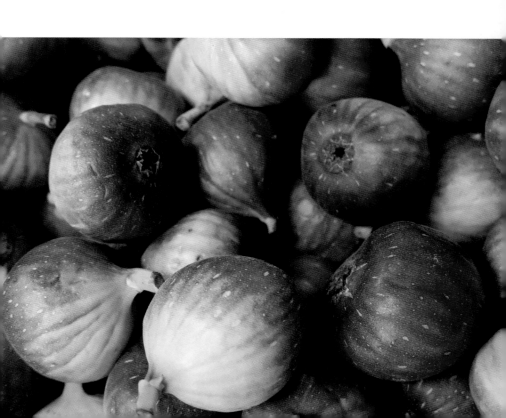

## ▶木 瓜

【别　　名】宣木瓜、川木瓜、红木瓜、酸木瓜、贴梗木瓜。

【来　　源】为蔷薇科植物皱皮木瓜 *Chaenomeles speciosa* (Sweet) Nakai 的果实。

【形态特征】落叶灌木。果实呈球形或卵球形，多纵剖为两瓣；外表面紫红色或红棕色，有不规则的深皱纹；剖面边缘向内卷曲，果肉红棕色，中心部分凹陷，棕黄色。种子多脱落。果期9~10月。

【生境分布】栽培或野生。分布于华东、华中、西南各地。

【性味功能】味酸，性温。舒筋活络，和胃化湿。

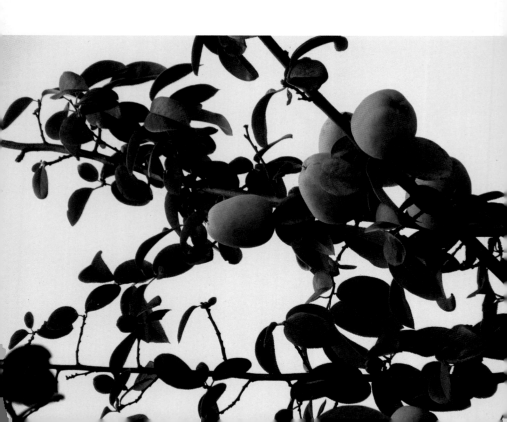

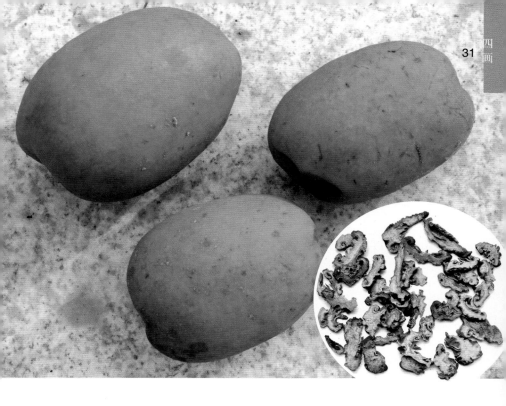

【用量用法】5~10 克，水煎服；外用适量，煎水熏洗患处。

【使用禁忌】《食疗本草》："不可多食，损齿及骨。"

【民间验方】1. 腹泻：木瓜、杨梅干各 15 克，冰糖少许，水煎服。

2. 腓肠肌痉挛：木瓜、土牛膝根各 50 克，高粱酒 500 毫升，浸泡半个月，每晚服 30~50 毫升。

3. 荨麻疹：木瓜 18 克，水煎，分 2 次服。

4. 干脚气，痛不可忍：干木瓜 1 个，明矾 30 克，煎水，趁热熏洗患处。

【典籍说药】1.《名医别录》："主湿痹邪气，霍乱大吐下，转筋不止。"

2.《日华子本草》："止吐泻，奔豚，及脚气水肿，冷热痢，心腹痛，疗渴呕逆痰唾等。"

3.《随息居饮食谱》："调气，和胃，养肝，消胀，舒筋，息风，去湿。"

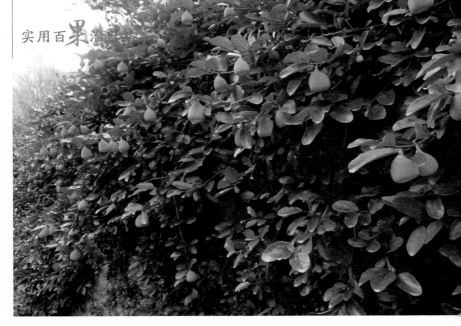

# ▶ 木馒头

【别　　名】凉粉果、爬墙虎、薜荔果、木莲、风不动。

【来　　源】为桑科植物薜荔 *Ficus pumila* L. 的果实。

【形态特征】常绿攀缘灌木。果实呈梨形，黄褐色至黑褐色，先端近截形，中央有一稍突出的小孔；花序托下端渐狭，具有短的果柄痕迹。花序托内部生有众多细小黄棕色圆球状瘦果。果熟期 10 月。

【生境分布】生于山坡树木间、墙壁及岩石上。分布于华东、中南、西南地区。

【性味功能】味甘，性平。补肾固精，活血通经，催乳。

【用量用法】6~15 克，水煎服；外用适量，煎水洗患处。

【民间验方】*1.* 缺乳：鲜木馒头 60 克，猪蹄 1 只，酒、水各半煎服。
　　　　　　*2.* 肩关节周围炎：木馒头 3 个，切碎，酒、水各半煎服。
　　　　　　*3.* 腰痛：木馒头、盐杜仲、肖梵天花各 30 克，水煎服。

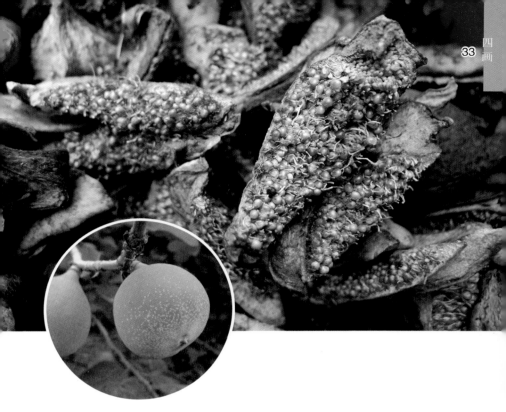

4. 疝气：木馒头 30 克，荔枝核、橘核、小茴香各 15 克，水煎服。

【典籍说药】1.《本草纲目》："固精，消肿，散毒，止血，下乳。治久痢，肠痔，心痛，阴癞。"

2.《生草药性备要》："通经行血。煲食下乳，消肿毒；洗疳、疔、痔，理跌打。"

3.《本经逢原》："治一切风癣恶疮，为利水活血、通乳要药。"

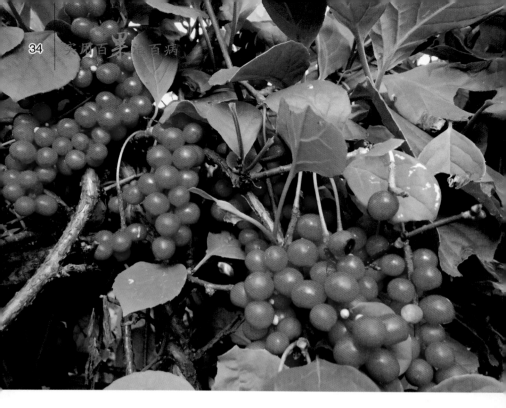

# ▶ 五味子

【别　　名】五梅子、北五味子。

【来　　源】为木兰科植物五味子 *Schisandra chinensis* (Turcz.)Baill. 的果实。

【形态特征】落叶木质藤本。果实呈不规则的球形或扁球形；表面红色、紫红色或暗红色，皱缩，显油润，有的表面呈黑红色或出现白霜；果肉柔软。种子1~2枚。果期8~9月。

【生境分布】生于阳坡杂木林中、林缘，或栽培。分布于东北、华北，以及河南等地。

【性味功能】味酸、甘，性温。收敛固涩，益气生津，补肾宁心。

【用量用法】3~6克，水煎服；外用适量，研末掺，或煎水洗患处。

【使用禁忌】外有表邪，内有实热，或咳嗽初起、麻疹初发者忌服。

【民间验方】*1.* 津伤口渴：鲜五味子适量，捣烂，酌加凉开水兑服。

*2.* 气阴虚而汗多口渴：五味子6克，人参5克，麦冬15克，水煎服。

*3.* 遗精、遗尿：五味子6克，覆盆子、山茱萸、金樱子各15克，水煎服。

*4.* 盗汗：五味子、枸杞子各15克，开水冲泡代茶。

【典籍说药】*1.*《神农本草经》："主益气，咳逆上气，劳伤羸瘦，补不足，强阴，益男子精。"

*2.*《日华子本草》："明目，暖水脏，治风，下气，消食，霍乱转筋，痃癖奔豚冷气，消水肿，反胃，心腹气胀，止渴，除烦热，解酒毒，壮筋骨。"

*3.*《本草蒙筌》："风寒咳嗽，南五味为奇，虚损劳伤，北五味最妙。"

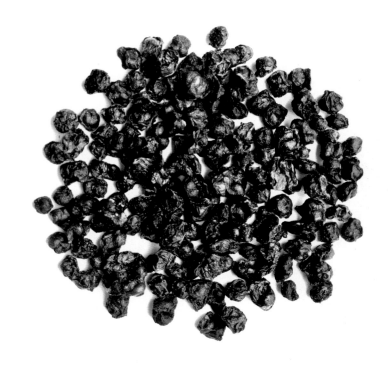

# ▶牛蒡子

【别　　名】恶实、鼠粘子、大力子、牛子、大牛子、粘苍子。

【来　　源】为菊科植物牛蒡 *Arctium lappa* L. 的成熟果实。

【形态特征】二年生草本。瘦果长倒卵形，两端平截，略扁，微弯；表面灰褐色或淡灰褐色，具多数细小黑斑，并有明显的纵棱线；先端较宽，有一圆环；基部狭窄，有圆形果柄痕。折断后可见子叶两片，富油性。果期 8~10 月。

【生境分布】生于荒野、路旁、沟边、林缘、村庄周围，或栽培。分布于我国南北各地。

【性味功能】味辛、苦，性寒。疏散风热，宣肺透疹，清咽散结，消肿解毒。

【用量用法】5~10 克，水煎服。

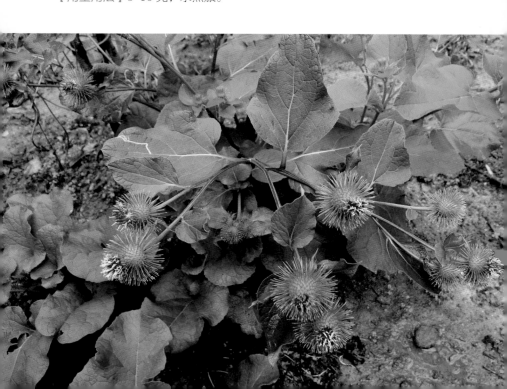

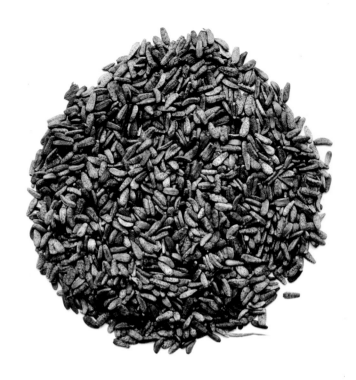

【使用禁忌】《本草求真》："性冷滑利，多服则中气有损，且更令表益虚矣。至于脾虚泄泻为尤忌焉。"

【民间验方】1. 感冒（头痛发热、咽喉肿痛）：牛蒡子9克，板蓝根15克，薄荷、甘草各3克，水煎服。

2. 偏头痛、伴目痛：牛蒡子、菊花、苍耳子各9克，水煎服。

3. 风热咳嗽：牛蒡子12克，冬桑叶、连钱草各15克，水煎服。

4. 急性咽炎、扁桃体炎：牛蒡子9克，薄荷4.5克，桔梗6克，竹叶15克，甘草3克，水煎服。

【典籍说药】1.《名医别录》："明目补中，除风伤。"

2.《珍珠囊》："润肺散气，主风毒肿，利咽膈。"

3.《痧胀玉衡》："解痧毒，清喉痧中要药。"

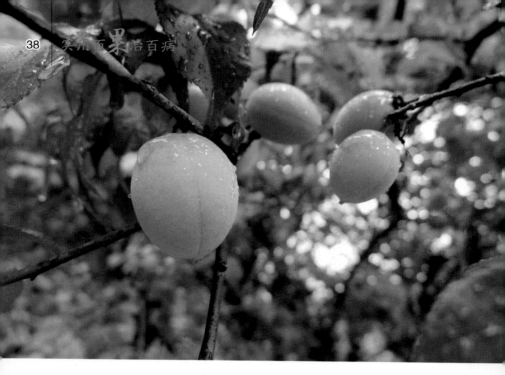

# ▶乌 梅

【别　　名】梅实、熏梅、黑梅。

【来　　源】为蔷薇科植物梅 *Armeniaca mume* Sieb. 的近成熟果实经熏焙加工而成者。

【形态特征】落叶小乔木。核果类球形或扁球形；表面乌黑色至棕黑色，皱缩，基部有果梗痕；果肉柔软或略硬。果核坚硬，内含种子 1 粒。果期 5~6 月。

【生境分布】多为栽培，以长江流域以南各地最多。

【性味功能】味酸，性平。敛肺止咳，涩肠止泻，生津，安蛔。

【用量用法】3~10 克，水煎服；外用适量，煅研干撒，或调敷患处。

【使用禁忌】不宜多食久食，有实邪者忌服。

【民间验方】*1.* 痢疾：乌梅肉、白芍、黄连各 10 克，当归、枳壳各 6 克，水煎服。

2.喑哑：乌梅3粒，桔梗6克，乌药5克，甘草3克，水煎服。

3.鱼骨鲠喉：乌梅（去核）5粒，米醋半杯，炖热含服。

4.胆道蛔虫病：乌梅5~9粒，川椒4.5克，黄连6克，生姜3片，水炖服。

5.鸡眼：乌梅肉、荔枝肉各等量，捣膏敷贴患处。

**【典籍说药】** 1.《神农本草经》："主下气，除热烦满，安心，肢体痛，偏枯不仁，死肌，去青黑痣、恶疾。"

2.《本草拾遗》："去痰，止疟瘴，止渴调中，除冷热痢，止吐逆。"

3.《本草纲目》："敛肺涩肠，治久嗽，泻痢，反胃噎膈，蛔厥吐利，消肿，涌痰，杀虫，解鱼毒、马汗毒、硫黄毒。"

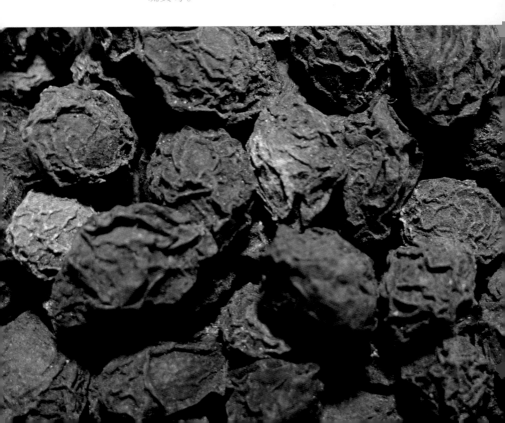

五画

# ▶石莲子

【别　　名】甜石莲、壳莲子、带皮莲子。

【来　　源】为睡莲科植物莲 *Nelumbo nucifera* Gaertn. 的老熟果实。

【形态特征】多年生水生草本。坚果呈椭圆形或卵形，两端略尖。果皮革质，坚硬。表面灰棕色至黑棕色，平滑，有白色粉霜。先端有圆孔状柱迹或有残留柱迹；基部有果柄痕。破开后内有种子1粒。果期8~10月。

【生境分布】生于水泽、池塘、湖沼或水田内，野生或栽培。广布于南北各地。

【性味功能】味甘、涩、微苦，性寒。补脾止泻，益肾固精，养心安神，清湿热。

【用量用法】9~12克，水煎服。

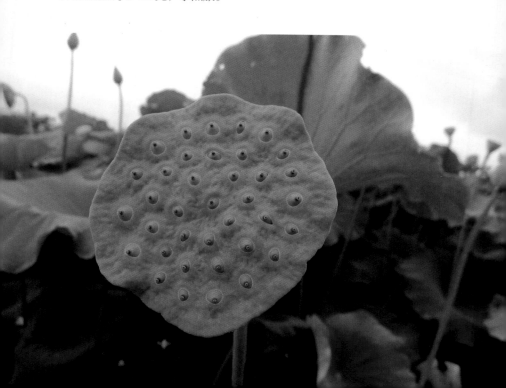

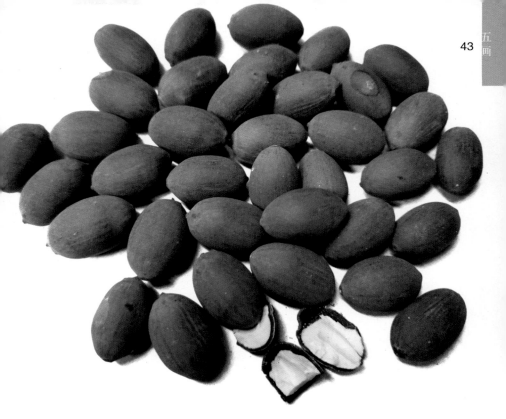

【使用禁忌】《本草从新》："无湿热而虚寒者勿服。"

【民间验方】1. 普通感冒：石莲子去壳，炒黄，研末，每次服 1.5~3 克，
开水或姜汤送服，每日 3 次。

2. 小便下血：石莲子 30 克，黑蒲黄 6 克，水煎服。

3. 肾虚遗精：石莲子 15 克，猪小肚 1 个，水炖服。

4. 噤口痢：石莲子（去壳，研末）9~15 克，用陈仓米煎汤
调服，每日 3~5 次。

【典籍说药】1.《日华子本草》："益气止渴，助心止痢。治腰痛，治泄精，
安心多食，令人喜。"

2.《本草从新》："清心除烦，开胃进食，去湿热，专治
噤口痢、淋浊诸症。"

3.《得配本草》："清火敛热，实脾胃，止泻痢及淋浊诸症。"

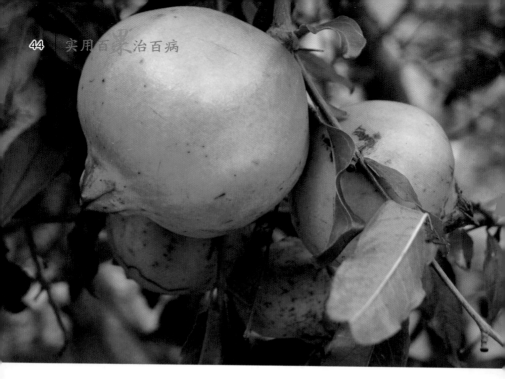

# ▶石榴皮

【别　　名】石榴壳、酸石榴皮、安石榴皮。

【来　　源】为石榴科植物石榴 *Punica granatum* Linn. 的果皮。

【形态特征】落叶灌木或乔木。果皮半圆形或不规则块片，大小不一；外表面黄棕色、暗红色或棕红色，粗糙，有棕色小点，有的有突起的筒状宿萼或果柄；内表面黄色或红棕色；断面黄色。果期7~8月。

【生境分布】我国大部分地区均有分布。

【性味功能】味酸、涩，性温；有小毒。涩肠止泻，止血，驱虫。

【用量用法】3~10克，水煎服；外用适量，研末调敷，或煎水洗患处。

【使用禁忌】《本草便读》："涩人气血，枯人肠胃，不可多服。"

【民间验方】*1. 久痢*：石榴皮24~30克，加糖适量，水煎代茶。

　　　　　　*2. 冻疮久烂不愈*：石榴皮、冬瓜皮、甘蔗皮各等量，烧灰

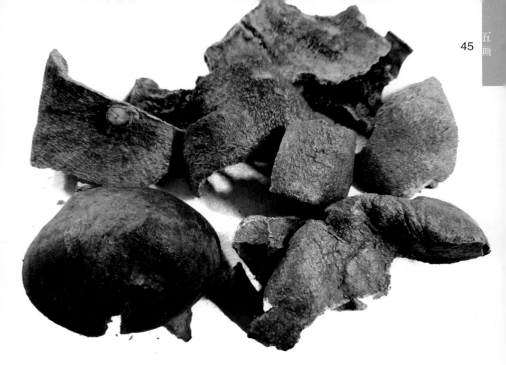

存性，研末敷患处。

3. 足癣：石榴皮煅透研末撒擦患处。

4. 脱肛：石榴皮60克，明矾15克，煎水熏洗患处，每日2次。

---

【典籍说药】1.《名医别录》："疗下痢，止漏精。"

2.《日用本草》："止赤白带下及下虚漏精。"

3.《本草纲目》："止泻痢，下血，脱肛，崩中带下。"

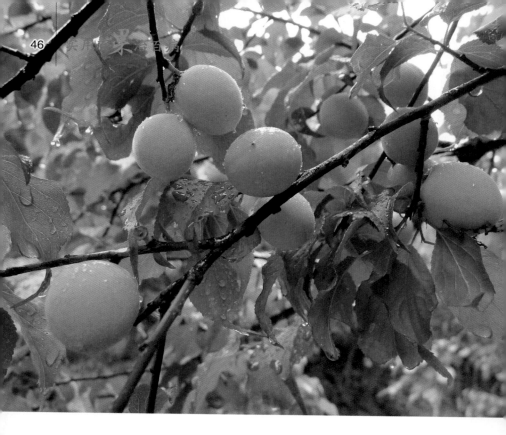

# ▶白 梅

【别　　名】盐梅、霜梅、白霜梅。

【来　　源】为蔷薇科植物梅 *Armeniaca mume* Sieb. 的果实经盐渍
　　　　　　而成。

【形态特征】落叶小乔木。果实近球形或扁球形；表面黄棕色或绿白色，
　　　　　　有白霜，果肉肉质。剥开果肉可见椭圆形果核，表面具蜂
　　　　　　窝状小孔。果期 5~6 月。

【生境分布】多为栽培，以长江流域以南各地最多。

【性味功能】味酸、涩、咸，性平。利咽生津，涩肠止泻，除痰开噤，
　　　　　　消疮，止血。

【用量用法】6~9 克，水煎服，或噙咽津液；外用适量，捣烂敷，或煅

存性研末调敷患处。

【使用禁忌】《本草从新》："多食损齿伤筋。"

【民间验方】 *1.* 暑热口渴引饮：白梅 5~7 枚，开水冲泡代茶。

*2.* 新、久赤白痢疾：白梅 3 枚，以黄泥包，用文火煨干，研为细末，米汤送服。

*3.* 腹泻：白梅 8 枚，煎汤频服。

*4.* 热咳（属阴虚火旺证者）：白梅 7~8 枚，连核捣碎，水煎服，渣冲开水代茶。

*5.* 诸刺入肉不出：白梅干酌量，嚼碎敷患处。

--------------------------------------------------------------------------

【典籍说药】 *1.*《食疗本草》："刺在肉中，嚼白梅封之，刺即出。"

*2.*《本草蒙筌》："杵烂成膏，敷攻恶毒，治妇人乳痈，拔肉中箭镞；中风紧闭牙关，急直将肉摩擦。"

*3.*《本草纲目》："治中风惊痫，喉痹，痰厥僵仆，牙关紧闭。又治泻痢烦渴，霍乱吐下，下血血崩，功同乌梅。"

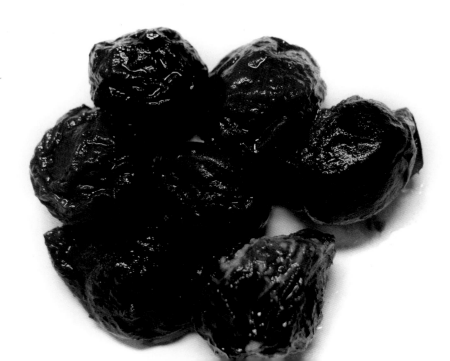

## ▶ 瓜 蒌

【别　　名】栝楼、杜瓜、药瓜、吊瓜、山金匏、大圆瓜、鸭屎瓜。

【来　　源】为葫芦科植物栝楼 *Trichosanthes kirilowii* Maxim. 的果实。

【形态特征】攀缘藤本。果实呈类球形或宽椭圆形；表面橙红色或橙黄色，皱缩或较光滑，顶端有圆形的花柱残基，基部略尖，具残存果梗；内表面黄白色，有红黄色丝络，果瓤橙黄色，与多数种子黏结成团。果期 8~10 月。

【生境分布】生于山坡林下、灌丛中、村庄附近，或栽培。分布于华北、中南、华东，以及辽宁、陕西、甘肃、四川、贵州、云南等地。

【性味功能】味甘、微苦，性寒。清热化痰，宽胸散结，润燥滑肠。

【用量用法】9~20 克，水煎服；外用鲜品适量，捣烂敷患处。

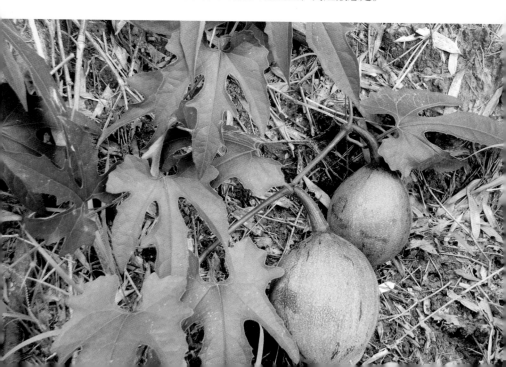

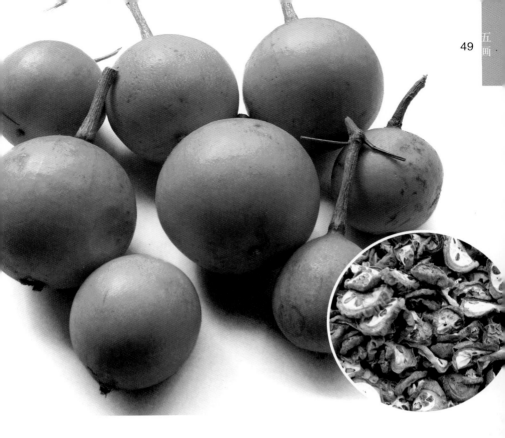

【使用禁忌】反乌头。《本草述》："若用之于寒痰，湿痰，气虚所结之痰，饮食积聚之痰，皆无益而有害者也。"

【民间验方】*1.* 肺热咳嗽：鲜瓜蒌 15~30 克，枇杷叶 15 克，水煎服。
*2.* 胸脘痞满：瓜蒌 15 克，半夏、黄连各 6 克，水煎服。
*3.* 糖尿病：瓜蒌、玉米须各 30 克，生石膏、麦冬各 15 克，水煎服。
*4.* 闭经：瓜蒌 30 克，石斛 9 克，水煎服。

【典籍说药】*1.*《名医别录》："主胸痹，悦泽人面。"
*2.*《本草衍义补遗》："治嗽之要药。洗涤胸膈中垢腻，治消渴之细药也。"
*3.*《本草纲目》："润肺燥，降火，治咳嗽，涤痰结，利咽喉，利大肠，消痈肿疮毒。"

# ▶瓜蒌皮

【别　　名】瓜壳、栝楼壳、栝楼皮。

【来　　源】为葫芦科植物栝楼 *Trichosanthes kirilowii* Maxim. 的果皮。

【形态特征】果瓣呈舟状，边缘内卷曲；外表面橙红色或橙黄色，皱缩，有的有残存柱基或果梗残迹，内表面黄白色。果期8~10月。

【生境分布】生于山坡林下、灌丛中、村庄附近，或栽培。分布于华北、中南、华东，以及辽宁、陕西、甘肃、四川、贵州、云南等地。

【性味功能】味甘、微苦，性寒。清肺化痰，宽胸散结。

【用量用法】9~12克，水煎服。

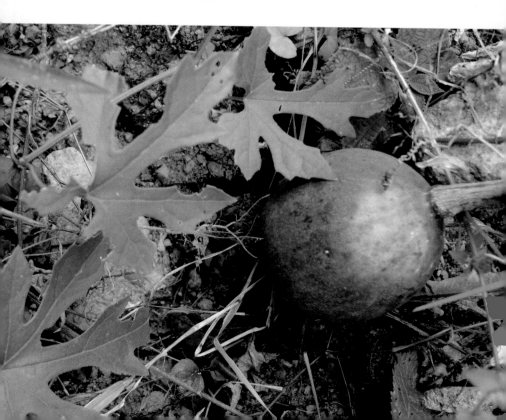

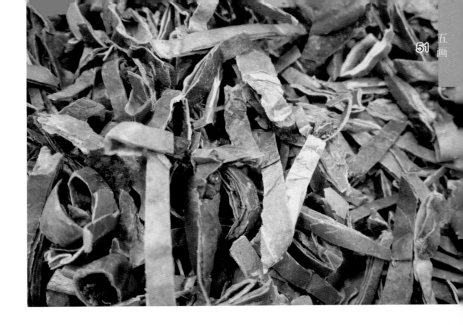

【使用禁忌】反乌头。脾虚者慎服。

【民间验方】*1.* 胸闷咳嗽：瓜蒌皮 15 克，陈皮、枇杷叶（去毛）各 9 克，水煎，酌加冰糖调服。

*2.* 肺热咳嗽、咳吐黄痰或浓痰，肺痈：瓜蒌皮 6~12 克，大青叶 9 克，冬瓜仁 12 克，生薏苡仁 15 克，前胡 4.5 克，水煎服。

*3.* 肋间神经痛：瓜蒌皮 15 克，柴胡 4.5 克，丝瓜络 12 克，郁金、枳壳各 9 克，水煎服。

............................................................

【典籍说药】*1.*《药性切用》："主宽胸除热。"

*2.*《药笼小品》："能和肝阳，开胸涤痰。"

*3.*《医学衷中参西录》："敛肺，宁嗽，定喘。"

# ▶冬 瓜

【别　　名】白瓜、水芝、白冬瓜、地芝、濮瓜、东瓜、枕瓜。

【来　　源】为葫芦科植物冬瓜 *Benincasa hispida* (Thunb.) Cogn. 的果实。

【形态特征】一年生蔓生或架生草本。瓠果大型，肉质，长圆柱状或近球形；外表面黄白色至暗绿色，光滑或被蜡质白粉。种子多数。果期 6~8 月。

【生境分布】全国各地均有栽培。

【性味功能】味甘、淡，性微寒。利尿，清热，化痰，生津，解毒。

【用量用法】60~120 克，水煎服，或捣汁服；外用适量，捣烂敷，或煎水洗患处。

【使用禁忌】《本草经疏》："若虚寒肾冷、久病滑泄者不得食。"

【民间验方】*1.* **热病烦渴**：鲜冬瓜适量捣汁调蜜服。

*2.* **小便不利、少腹胀满**：鲜冬瓜 250 克，赤小豆 125 克，水煎服。

*3.* **痔疮肿痛**：冬瓜煎汤洗之。

*4.* **夏月生痱子**：冬瓜捣烂涂之。

......................................................................................................

【典籍说药】*1.*《名医别录》："主治小腹水胀，利小便，止渴。"

*2.*《药性切用》："泻热消肿，利水益脾。"

*3.*《随息居饮食谱》："清热，养胃，生津，涤秽，除烦，消痈，行水，解鱼、酒毒。孕妇常食，泽胎化毒，令儿无病。"

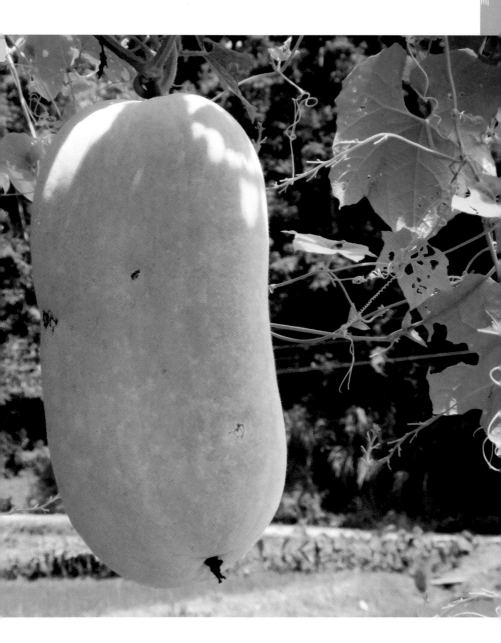

# ▶冬瓜皮

【别　　名】白瓜皮、白冬瓜皮。

【来　　源】为葫芦科植物冬瓜 *Benincasa hispida* (Thunb.) Cogn. 的外果皮。

【形态特征】一年生蔓生草本。果皮为不规则薄片，常内卷、筒状或双筒状，大小不一；外表面黄白色至暗绿色，光滑或被白粉；内表面较粗糙，有筋状维管束。果期 6~8 月。

【生境分布】全国各地均有栽培。

【性味功能】味甘，性微寒。清热利水，消肿。

【用量用法】15~30 克，水煎服；外用适量，煎水洗患处。

【民间验方】*1.* 暑热口渴、小便短赤：鲜冬瓜皮、白茅根各适量，水煎代茶。

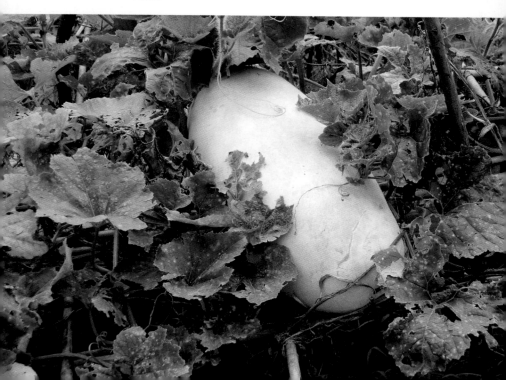

2. 咳嗽：经霜冬瓜皮 15 克，蜂蜜少许，水煎服。

3. 急性肾炎：冬瓜皮 30 克，冰糖少许，水煎服。

4. 小儿夏季热：冬瓜皮 30 克，柚子核 15 克（去壳），水煎，酌加白糖调匀，频频代茶。

【典籍说药】 1.《滇南本草》："止渴，消痰，利小便，治中风皆效。""熬水洗痔，良。"

2.《药性切用》："行皮间水湿，善消肤肿。"

3.《本草害利》："益脾，以皮行皮，故通二便，泻热毒，止消渴。"

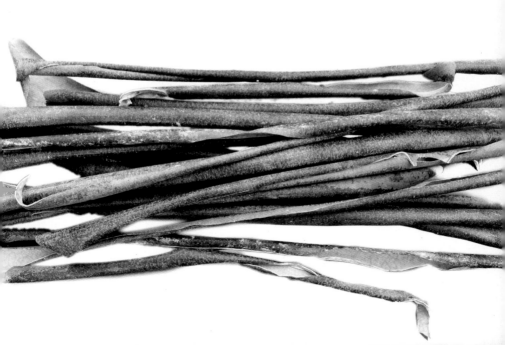

# ▶冬葵子

【别　　名】葵子、葵菜子。

【来　　源】为锦葵科植物野葵 *Malva verticillata* Linn. 的果实。

【形态特征】二年生草本。蒴果由 7~9 个小分果组成，呈扁平圆盘状，底部有宿存花萼；分果呈橘瓣状或肾形，较薄的一边中央凹下；果皮外表为棕黄色，两侧面靠下凹处各有一微下凹圆点，由圆点向外有放射性条纹。果期 7 月。

【生境分布】生于平原、山野，或栽培。全国各地均有分布。

【性味功能】味甘，性寒。利水通淋，滑肠通便，下乳。

【用量用法】6~15 克，水煎服。

【使用禁忌】脾虚肠滑者忌服，孕妇慎服。

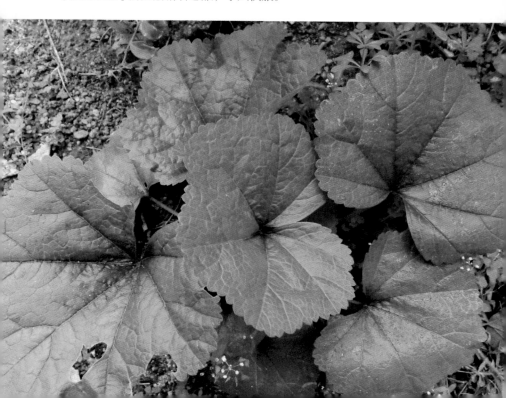

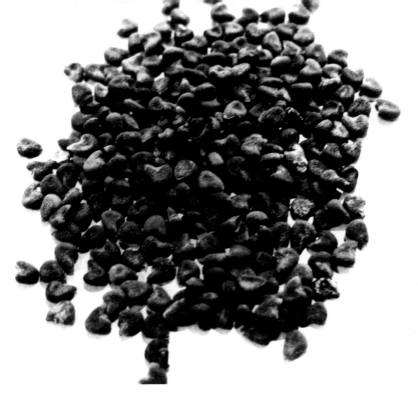

【民间验方】 *1.* 尿路感染、小便涩痛：冬葵子、车前子、萹蓄、蒲黄各
12克，水煎服。

*2.* 泌尿系统结石：冬葵子10克，土牛膝9克，积雪草、
玉米须各30克，水煎服。

*3.* 尿潴留：冬葵子9克，石韦、通草各15克，瞿麦、萹
蓄各12克，水煎服。

*4.* 盗汗：冬葵子10克，浮小麦30克，水煎服。

【典籍说药】 *1.*《神农本草经》："主五脏六腑寒热羸瘦，五癃，利小便。
久服坚骨长肌肉，轻身延年。"

*2.*《本草纲目》："通大便，消水气，滑胎，治痢。"

*3.*《本草备要》："润燥，利窍，通营卫，滋气脉，行津液，
利二便，消水肿，通关格。"

# ▶ 丝 瓜

【别　　名】绵瓜、菜瓜、水瓜、縑瓜、絮瓜、砌瓜、坭瓜。

【来　　源】为葫芦科植物丝瓜 *Luffa cylindrica* (L.) Roem. 的鲜嫩果实。

【形态特征】一年生攀缘草本。果实呈长圆柱状，直或稍弯；表面平滑，绿而带粉白色或黄绿色，通常有深色纵条纹；未成熟时肉质，成熟后内有坚韧的网状纤维。种子多数。果期夏、秋二季。

【生境分布】全国各地均有栽培。

【性味功能】味甘，性凉。清热化痰，凉血解毒。

【用量用法】9~15克，水煎服；外用适量，捣汁涂，或捣烂敷患处。

【使用禁忌】《滇南本草》："不宜多食，损命门相火，令人倒阳不举。"
《本经逢原》："丝瓜嫩者寒滑，多食泻人。"

【民间验方】1. 热病烦渴：鲜丝瓜适量煮汤饮。
2. 水肿：鲜丝瓜150克，鲜灯心草50克，葱白3根，水煎服。
3. 血崩不止：老丝瓜、棕榈烧灰各等量，温酒送服，每次6克。
4. 冻疮：老丝瓜烧存性，调猪油涂敷患处。

........................................................................

【典籍说药】1.《滇南本草》："治五脏虚冷，补肾补精，或阴虚火动，又能滋阴降火。久服能乌须黑发，延年益寿。"
2.《本草蒙筌》："解毒，亦治痘疮脚痛。多取烧灰，敷上即效。"
3.《随息居饮食谱》："调营，补阳，理疝。老者入药能补能通，化湿除黄，息风止血。"

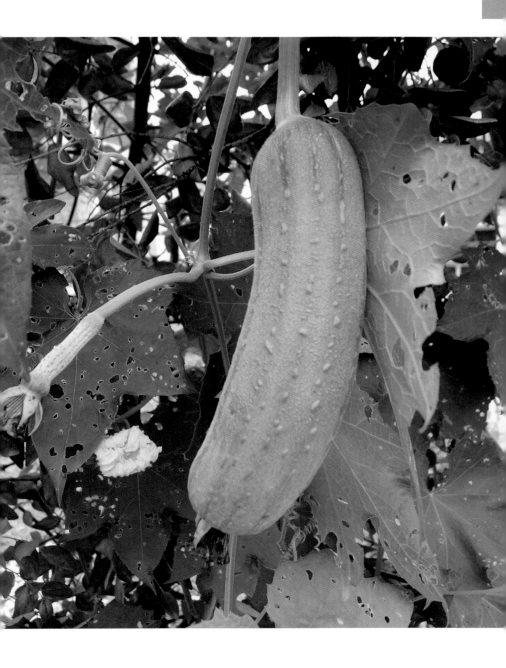

## ▶ 丝瓜络

【别　　名】瓜络、丝瓜网、丝瓜壳、丝瓜筋、丝瓜瓢、丝瓜布。

【来　　源】为葫芦科植物丝瓜 *Luffa cylindrica* (L.) Roem. 成熟果实的维管束。

【形态特征】一年生攀缘草本。丝瓜络由维管束纵横交错而成。多呈长圆形状，略弯，两端稍细，长短不一；表面黄白色，粗糙，有数条浅纵沟，有时可见残存的果皮和膜质状果肉；横断面可见 3 个空腔，偶见残留黑色种子。果期夏、秋二季。

【生境分布】全国各地均有栽培。

【性能主治】味甘，性凉。通经活络，消肿解毒。

【用量用法】5~15 克，水煎服；外用适量，煅存性研末调敷患处。

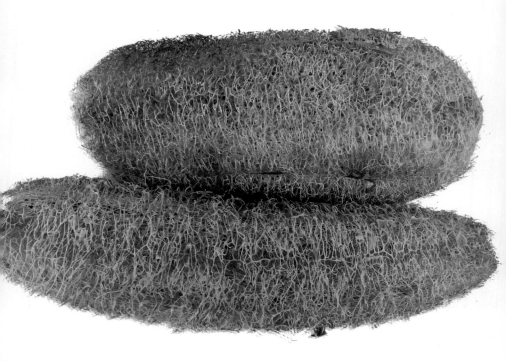

【民间验方】 *1*.胸痹：丝瓜络15克，橘络3克，丹参10克，薤白12克，水煎服。

*2*.胸胁疼痛：炒丝瓜络、赤芍、白芍、延胡索各9克，青皮6克，水煎服。

*3*.腰部扭伤：丝瓜络烧存性，每服3克，每日3次，酒送下。

*4*.烧烫伤：丝瓜络烧存性，研末，调茶油或麻油涂患处。

【典籍说药】 *1*.《医林纂要·药性》："凉血渗血，通经络，托痘毒。"

*2*.《本草再新》："和血脉，化痰顺气。"

*3*.《分类草药性》："治乳肿疼痛，火煅存性冲酒服。研末调香油涂汤火伤。"

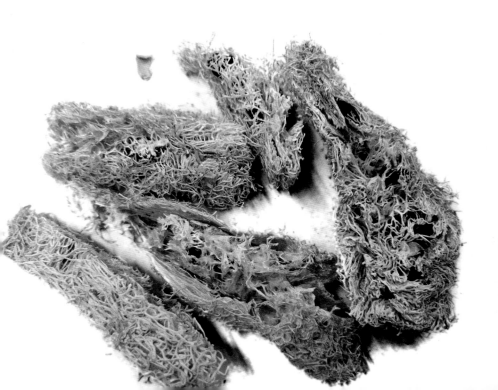

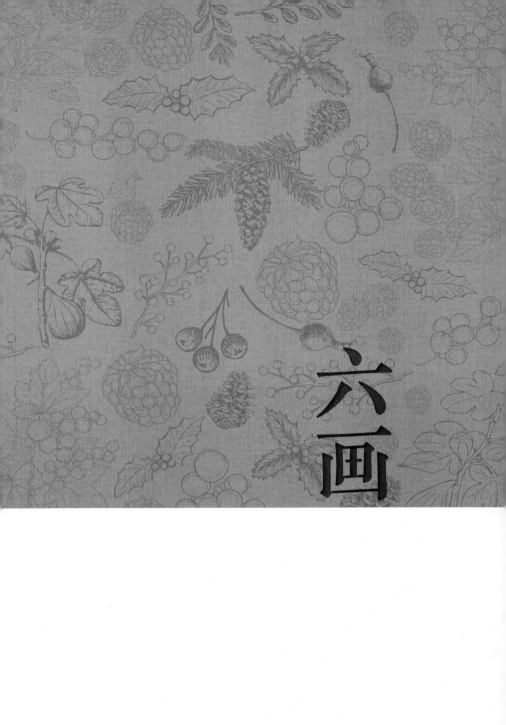

六画

## ▶ 地肤子

【别　　名】地葵、落帚子、竹扫子、帚菜子、铁扫把子、扫帚子。

【来　　源】为藜科植物地肤 *Kochia scoparia* (L.) Schrad. 的成熟果实。

【形态特征】一年生草本。胞果呈扁球状五角星形，包于宿存花被内；花被表面灰绿色或浅棕色，具膜质小翅 5 枚，背面中心有微突起的点状果梗痕及放射状脉纹 5~10 条；剥离花被，可见膜质果皮，半透明。种子 1 枚。果期 8~10 月。

【生境分布】生于荒野、田边、路旁，或栽培。几遍布全国。

【性味功能】味苦，性寒。清热利湿，祛风止痒。

【用量用法】6~15 克，水煎服；外用适量，煎水洗患处。

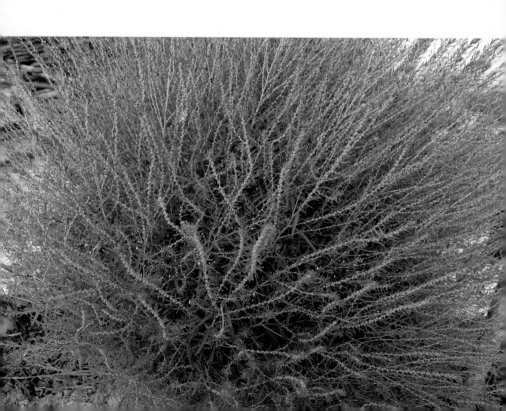

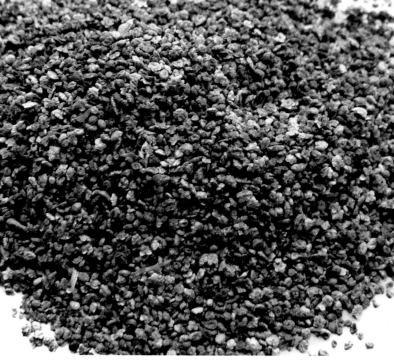

【使用禁忌】内无湿热、小便过多者忌服。

【民间验方】1. 湿疹、痒疹：地肤子15克，川草薢、生地黄各12克，白鲜皮、苦参、野菊花、赤芍、当归各9克，水煎服。

2. 肾炎水肿：地肤子、桑白皮各10克，浮萍8克，木贼6克，水煎，每日3次分服。

3. 阴囊湿痒：地肤子、一枝黄花、千里光、苦参各适量，煎水熏洗患处。

4. 痔疮：地肤子、杠板归、爵床各适量，煎水熏洗患处。

【典籍说药】1.《神农本草经》："主膀胱热，利小便。补中、益精气。久服耳目聪明，轻身耐老。"

2.《本草蒙筌》："多服益精强阴，久服明目聪耳，浴身却皮肤瘙痒热疹，洗眼除热暗、雀目涩痛。"

3.《医林纂要·药性》："补肾，坚肾，利膀胱水。"

## ▶西 瓜

【别　　名】寒瓜、天生白虎汤。

【来　　源】为葫芦科植物西瓜 *Citrullus lanatus* (Thunb.) Matsum. et
　　　　　　Nakai 的果瓤。

【形态特征】一年生蔓性草本。瓠果呈近圆形或长椭圆形；表面绿色、
　　　　　　浅绿色，多具深浅相间的条纹，光滑无毛；内瓤红色、
　　　　　　黄色，多汁。种子多数。果期夏季。

【生境分布】全国各地均有栽培。

【性味功能】味甘，性寒。清热除烦，解暑生津，利尿。

【用量用法】适量，取汁饮，或作水果食。

【使用禁忌】《随息居饮食谱》："中寒多湿，大便滑泄，病后、产后
　　　　　　均忌之。"

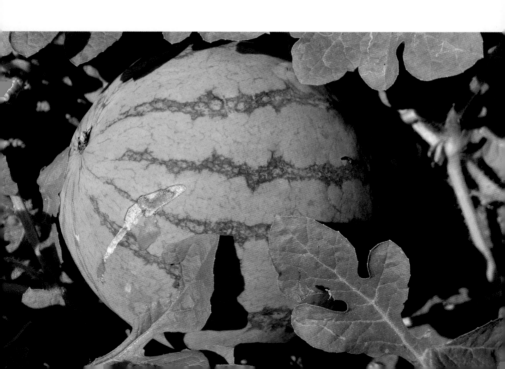

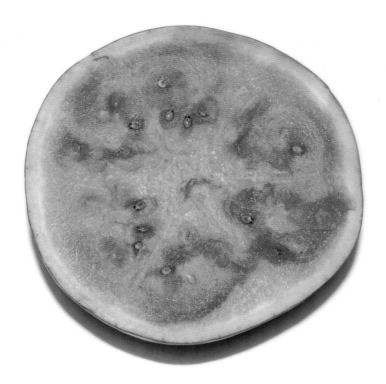

【民间验方】 *1.* 心烦口渴、胃热苔糙：西瓜汁、鲜生地黄汁各适量，饮用。

*2.* 中暑口渴：鲜西瓜瓤 300 克，加食盐少许服。

*3.* 痔疮突出、坐立不便：西瓜煮汤熏洗。

*4.* 兽咬肿痛：西瓜瓤、南瓜瓤各适量，调水敷患处。

【典籍说药】 *1.*《饮膳正要》："主消渴，治心烦，解酒毒。"

*2.*《日用本草》："消暑热，解烦渴，宽中下气，利小水，治血痢。"

*3.*《玉楸药解》："甘寒疏利，清金利水。涤胸膈烦躁，泄膀胱热涩。"

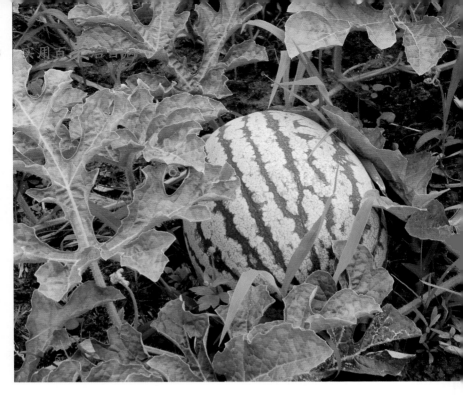

## ▶西瓜皮

【别　　名】西瓜青、西瓜翠、西瓜翠衣。

【来　　源】为葫芦科植物西瓜 *Citrullus lanatus* (Thunb.) Matsum. et Nakai 的外层果皮。

【形态特征】一年生蔓性草本。西瓜皮常卷成管状、纺锤状或不规则形的片块，大小不一；外表面深绿色、黄绿色或淡黄白色，光滑或具皱纹；内表面色稍淡，黄白色至黄棕色，有网状筋脉。果期夏季。

【生境分布】全国各地均有栽培。

【性能主治】味甘，性凉。清热，解渴，利尿。

【用量用法】9~30 克，水煎服。

【使用禁忌】脾胃虚寒者忌服。

【民间验方】*1.* 高血压：西瓜皮 10~12 克，草决明 10 克，水煎代茶。

*2.* 中暑（属阳暑证者）：西瓜皮 30~60 克，金银花 10~15 克，连翘 10~12 克，白茅根 15~30 克，淡竹叶 6~10 克，水煎代茶。

*3.* 小便不利：西瓜皮、葫芦皮、冬瓜皮、白茅根各 30 克，水煎代茶。

*4.* 烧烫伤：西瓜皮研末，调茶油或麻油擦患处。

----

【典籍说药】*1.*《得配本草》："西瓜多食寒中助湿。伤瓜者，即以其皮煎服。"

*2.*《本草再新》："能化热除烦，祛风利湿。"

*3.*《萃金裘本草述录》："清金除烦，利水通淋，涤胸膈躁烦，泄膀胱热涩，治天行火疟，风瘟热证最佳之品，脾胃湿热取汁热服。"

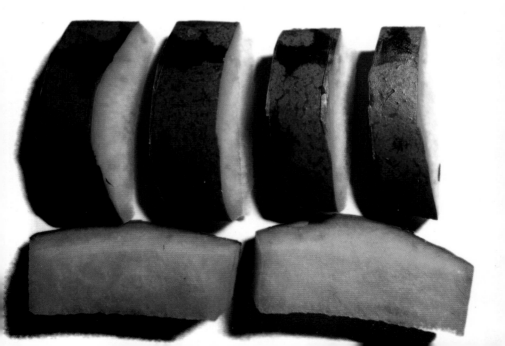

# ▶向日葵子

【别　　名】葵子、葵花子、天葵子。

【来　　源】为菊科植物向日葵 *Helianthus annuus* Linn. 的果实。

【形态特征】一年生草本。瘦果倒卵形或卵状长圆形，稍扁，浅灰色或
　　　　　　黑色。内藏种子 1 粒。果期秋季。

【生境分布】原产于北美，我国各地均有栽培。

【性味功能】味甘，性平。祛风，透疹。

【用量用法】15~30 克，水煎服；外用适量，捣烂敷患处。

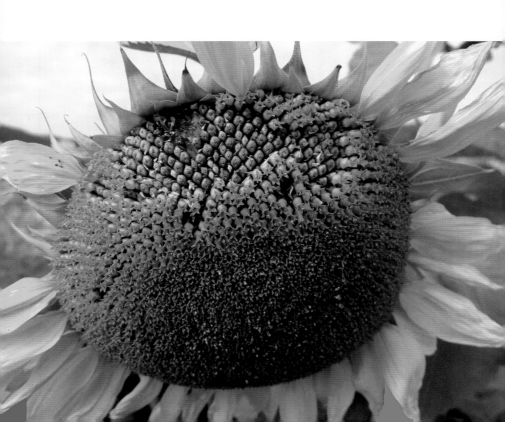

【民间验方】 *1.* 血痢：向日葵子 30 克，水炖 1 小时，酌加冰糖调服。

*2.* 体虚便秘：向日葵子 30 克，捣烂，加开水 1 杯，酌加蜂蜜调匀服，每日早、晚各 1 次。

*3.* 蛲虫病：向日葵子 100 克，生食，连服 1 周。

*4.* 痈脓不溃：向日葵子、金银花、蒲公英各 30 克，水煎服。

【典籍说药】 *1.*《医林纂要·药性》：  "去瘀，行湿，解热，亦能滑胎。"

*2.*《中华本草》：  "透疹，止痢，透痈脓。主治疹发不透，血痢，慢性骨髓炎。"

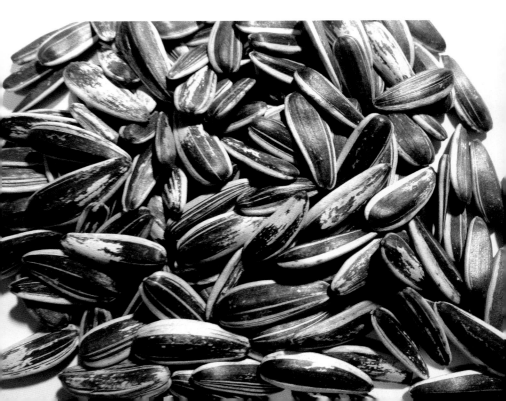

## ▶阳 桃

【别　　名】杨桃、五敛子、羊桃、泽挑、五敛、鬼桃、杨梅桃、酸桃、蜜桃。

【来　　源】为酢浆草科植物阳桃 *Averrhoa carambola* Linn. 的果实。

【形态特征】乔木。浆果卵状或椭圆状，淡黄绿色，光滑，具3~5翅状棱。果期8~9月。

【生境分布】多栽培于园林或村旁。分布于福建、台湾、广东、海南、广西、云南等地。

【性味功能】味酸、甘，性寒。清热解毒，生津利水。

【用量用法】30~60克，水煎服；鲜果生食，或捣汁饮；外用适量，绞汁滴耳。

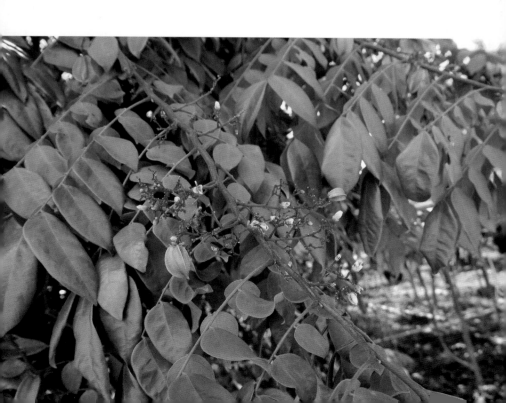

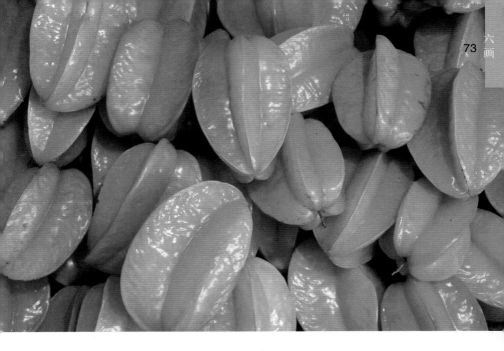

【使用禁忌】《药性考》：“多食冷脾胃，动泄澼。”

【民间验方】1. 风热咳嗽：阳桃2枚，鲜积雪草60克，捣烂绞汁服，每日2~3次。

2. 急性支气管炎：阳桃3片，橘饼、豆腐1块，青葱4株，冰糖适量，水煎服。

3. 泌尿系统结石：阳桃3~5枚，和蜜煎汤服。

4. 咽喉干痛：阳桃5枚，猪瘦肉150克，加水煮透，酌加精盐、味精、麻油，分1~2次趁热食果、食肉、喝汤。

【典籍说药】1.《本草纲目》：“主治风热，生津止渴。”

2.《本草纲目拾遗》：“久食能辟岚障之毒，捣自然汁饮，毒即吐出。脯之或白蜜渍之，不服水土与疟者皆可治。”

3.《岭南采药录》：“能止渴，解烦，除热，利小便，（捣汁）除小儿口烂甚效，又治蛇咬伤症。”

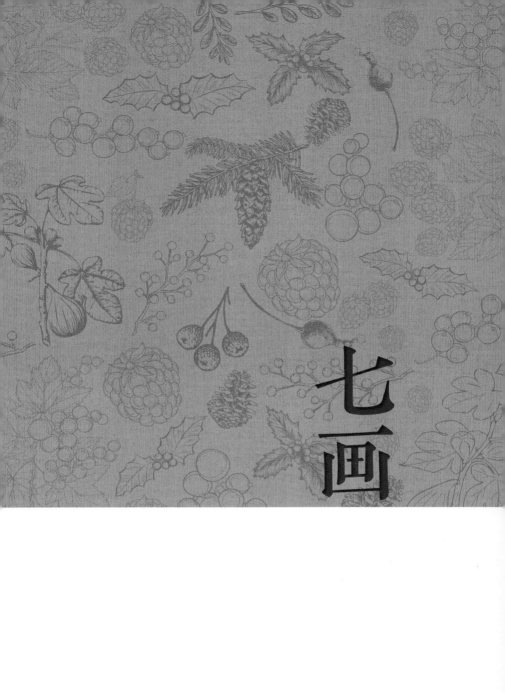

七画

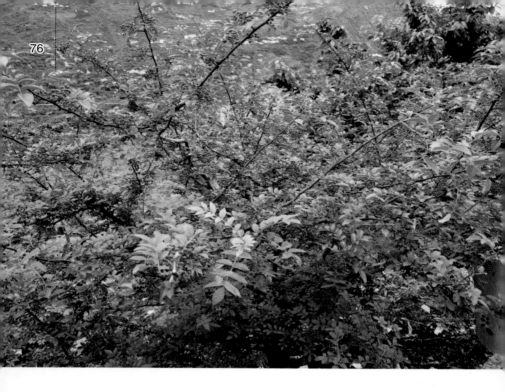

# ▶ 花 椒

【别　　名】大椒、秦椒、蜀椒、川椒、巴椒、红椒。

【来　　源】为芸香科植物花椒 *Zanthoxylum bungeanum* Maxim. 的果皮。

【形态特征】落叶灌木或小乔木。果皮由 1~2 个，偶由 3~4 个球形分果组成，常呈基部相连的两瓣状。分果顶端具微细小喙；外表面深红色、紫红色或棕红色，皱缩，有众多点状凸起的油点；内果皮光滑，淡黄色，薄革质。果期 9~10 月。

【生境分布】喜生于阳光充足、温暖肥沃处，或栽培。分布于中南、西南，以及辽宁、河北、陕西、甘肃、山东、江苏、安徽、浙江、江西等地。

【性味功能】味辛，性温；有小毒。温中止痛，除湿止泻，杀虫止痒。

【用量用法】3~6 克，水煎服；外用适量，煎水洗患处。

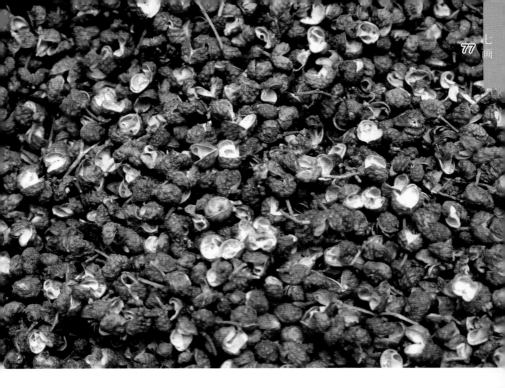

【使用禁忌】《随息居饮食谱》："多食动火堕胎。"

【民间验方】 *1.* 胃脘冷痛、得温则减：花椒、干姜各 6 克，党参 12 克，
水煎温服。

*2.* 蛔虫性腹痛：花椒、干姜各 6 克，乌梅 12 克，十大功
劳 10 克，水煎服。

*3.* 蛀牙痛：花椒、蜂房各 6 克，食盐少许，煎水含漱。

*4.* 湿疹瘙痒：花椒、苦参、一枝黄花各适量，煎水熏洗患处。

【典籍说药】 *1.*《神农本草经》："秦椒，主风邪气，温中，除寒痹，
坚齿发，明目。久服轻身，好颜色，耐老，增年通神。蜀椒，
主邪气咳逆，温中，逐骨节皮肤死肌，寒湿痹痛，下气。
久服之头不白，轻身增年。"

*2.*《本草纲目》："散寒除湿，解郁结，通三焦，补右肾命门，
杀蛔虫，止泄泻。"

## ▶苍耳子

【别　　名】苍耳实、羊带来、胡寝子、棉螳螂、苍浪子、老苍子。

【来　　源】为菊科植物苍耳*Xanthium sibicum* Patr. ex Widd.的果实。

【形态特征】一年生草本。果实包在总苞内，呈纺锤形或卵圆形；表面黄棕色或黄绿色，全体有钩刺，先端有较粗的刺2枚，基部有梗痕；横切面中间有一隔膜，2室，各有瘦果1枚。瘦果略呈纺锤形，灰黑色，具纵纹。果期9~10月。

【生境分布】生于荒野、山坡、路旁、溪沟边、田边、村庄周围。全国各地均有分布。

【性味功能】味苦、甘、辛，性温；有小毒。散风寒，通鼻窍，祛风湿，止痒。

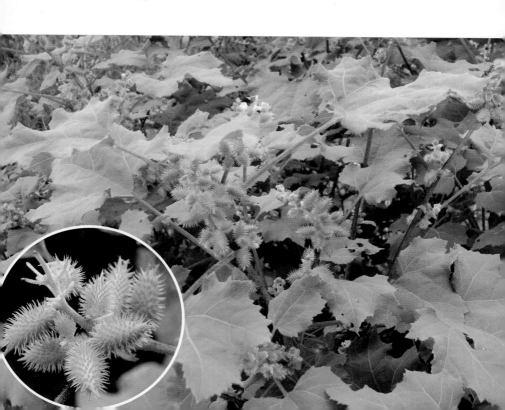

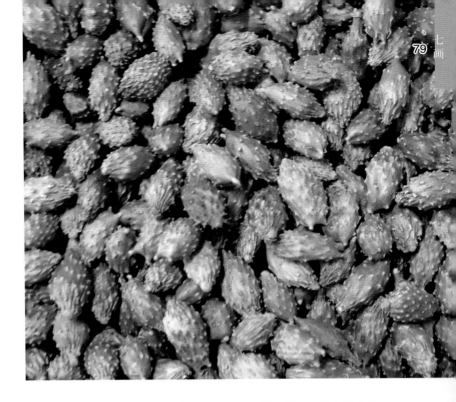

【用量用法】3~10 克，水煎服；外用适量，捣烂敷，或煎水洗患处。

【使用禁忌】本品有毒，不可过量服用。

【民间验方】 1. 慢性鼻炎：苍耳子、路路通各 15 克，薄荷 6 克，水煎服。
2. 鼻窦炎：苍耳子 15 克，辛夷 9 克，白芷 6 克，酌加冰糖，水煎服。
3. 中耳炎：苍耳子 15 克，鸡蛋 1 个，水炖服。
4. 白带异常：苍耳子、薏苡根各 12 克，白鸡冠花 9 克，水煎服。

【典籍说药】 1.《神农本草经》："主风头寒痛，风湿周痹，四肢拘挛痛，恶肉死肌。久服益气，耳目聪明，强志轻身。"
2.《本草蒙筌》："止头痛，善通顶门，追风毒任在骨髓，杀疥虫湿蛊。"
3.《本草备要》："善发汗，散风湿，上通脑顶，下行足膝，外达皮肤。治头痛，目暗，齿痛，鼻渊。"

# ▶杉 塔

【别　　名】杉果、杉树果。

【来　　源】为杉科植物杉木 *Cunninghamia lanceolata* (Lamb.) Hook. 的球果。

【形态特征】常绿乔木。球果呈类球形或卵圆形,熟时苞鳞革质,棕黄色,三角状卵形,宿存;先端有坚硬的刺状尖头;边缘有不规则的锯齿,向外反卷或不反卷;背面的中肋两侧有 2 条稀疏气孔带。果熟期 10 月下旬。

【生境分布】多栽培于酸性土壤的山地。分布于长江流域及秦岭以南地区。

【性味功能】味辛,性微温。温肾壮阳,止咳,解毒消肿。

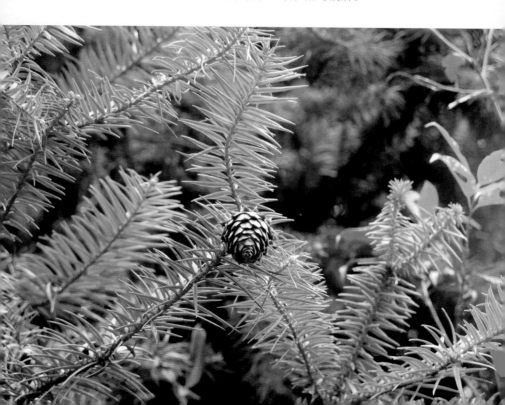

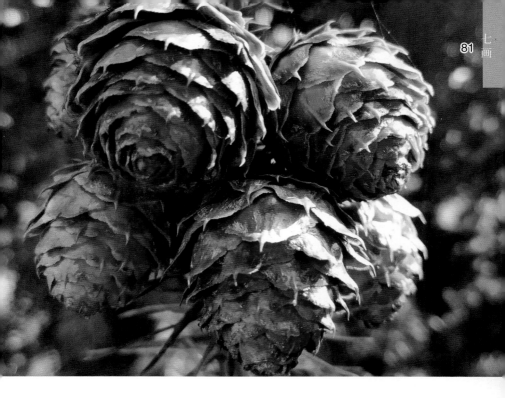

【用量用法】10~90 克，水煎服；外用适量，研末调敷患处。

【民间验方】*1*. 阳痿：杉塔适量，水煎，冲酒服。

*2*. 遗精：杉塔 15 个，金樱根 30 克，猪瘦肉适量，水炖，服汤食肉。

*3*. 急性支气管炎：杉塔 10~15 个，鱼腥草 30 克，炙枇杷叶 15 克，甘草 10 克，水煎服。

*4*. 乳痈：杉塔 5~7 个，水煎，冲甜酒服。

..........................................................................................

【典籍说药】*1*.《本草纲目》："治疝气疼痛，一岁一粒，烧研，酒服。"

*2*.《中华本草》："温肾壮阳，杀虫解毒，宁心，止咳。主治遗精，阳痿，白癜风，乳痈，心悸，咳嗽。"

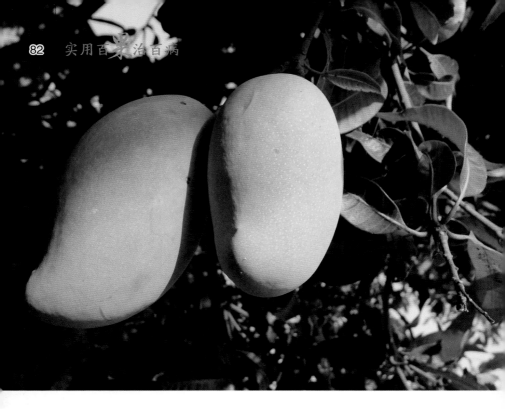

# ▶ 杧 果

【别　　名】马蒙、莽果、檬果、芒果。

【来　　源】为漆树科植物杧果 *Mangifera indica* Linn. 的果实。

【形态特征】常绿大乔木。核果椭圆形或肾脏形，微扁，熟时黄色。中果皮肉质，肥厚，鲜黄色；果核大，扁平，有纤维。果期7~8 月。

【生境分布】多为栽培。分布于广东、海南、广西、云南、福建、台湾等地。

【性味功能】味甘、酸，性微寒。益胃，生津，止呕，止咳，通经。

【用量用法】适量，作食品。

【使用禁忌】过敏体质者慎服。《开宝本草》："动风气，天行病后及饱食后俱不可食之。又不可同大蒜辛物食，令人患黄病。"

【民间验方】 1. 呕吐：杧果片 30 克，生姜 5 片，水煎服，每日 2~3 次。

2. 烦热口渴：杧果片、芦根、天花粉各 30 克，知母 15 克，水煎服。

3. 闭经：杧果片 20 克，桃仁、红花、当归、赤芍各 9 克，熟地黄 30 克，水煎服。

4. 多发性疣：杧果肉 1~2 个，分 1~2 次服。并取果皮擦患处。

---

【典籍说药】 1.《食性本草》："主妇人经脉不通，丈夫营卫中血脉不行。久食，令人不饥。"

2.《开宝本草》："食之止渴。"

3.《本草纲目拾遗》："益胃气，止船晕。"

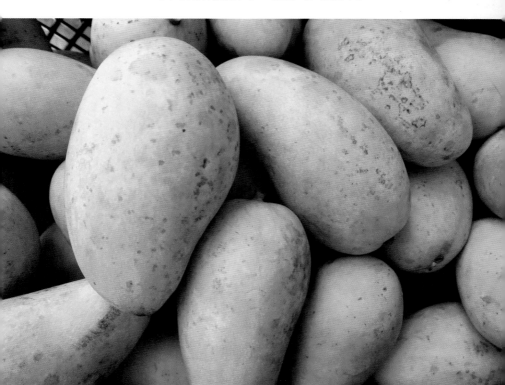

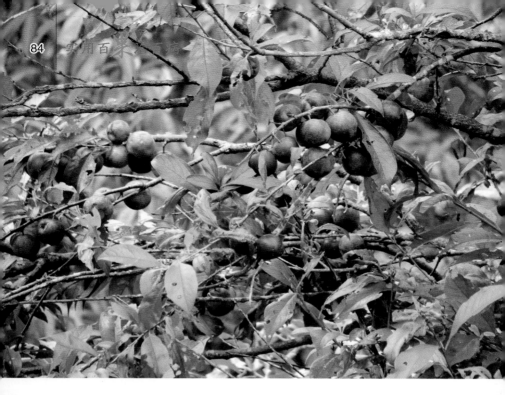

# ▶ 李 子

【别　　名】李实、嘉庆子、山李子、嘉应子。

【来　　源】为蔷薇科植物李 *Prunus salicina* Lindl. 的果实。

【形态特征】乔木。果实为核果，呈球形或卵球形，先端常稍急尖，基部凹陷，一侧有深沟。表面绿色、黄色或带紫红色，有光泽，被蜡粉；果肉较厚；果核卵圆形或长圆形。果期 7~8 月。

【生境分布】生于山沟路旁或灌木林内。除内蒙古、新疆、西藏外，全国各地多有分布和栽培。

【性味功能】味甘、酸，性平。清热，生津，消积。

【用量用法】10~15 克，水煎服；鲜者生食，每次适量。

【使用禁忌】脾胃虚弱者忌服。

【民间验方】*1.* 胃阴不足、口渴咽干：鲜李适量，生食。

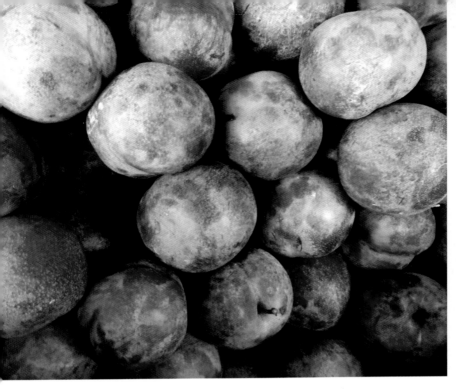

*2.* 骨蒸劳热、消渴引饮：鲜李（去核）适量，捣汁冷服，每次 25 毫升，每日 2~3 次。

*3.* 消化不良：盐腌李 3~5 枚，水煎服。

*4.* 口臭：李子 30 克，枇杷叶、佩兰各 10 克，水煎服。

【典籍说药】 *1.*《名医别录》："除痼热，调中。"

*2.*《医林纂要·药性》："养肝，泻肝，破瘀。"

*3.*《随息居饮食谱》："清肝涤热，活血生津。"

# ▶杨 梅

【别　　名】圣生梅、白蒂梅、椴梅、山杨梅、树梅、珠红。

【来　　源】为杨梅科植物杨梅 *Myrica rubra* (Lour.) Sieb.et Zucc. 的果实。

【形态特征】常绿乔木。核果呈球形。外果皮暗红色、紫色或白色，由多数囊状体密生而成，肉质，多汁；内果皮坚硬，骨质，卵形而稍扁，内含无胚乳的种子 1 枚。果熟期 6~7 月。

【生境分布】生于低山丘陵向阳山坡、山谷中，或栽培。分布于长江以南各省区。

【性味功能】味酸、甘，性温。生津除烦，和中消食，解酒，收敛止泻。

【用量用法】15~30 克，水煎服，或盐藏；外用适量，烧灰涂敷患处。

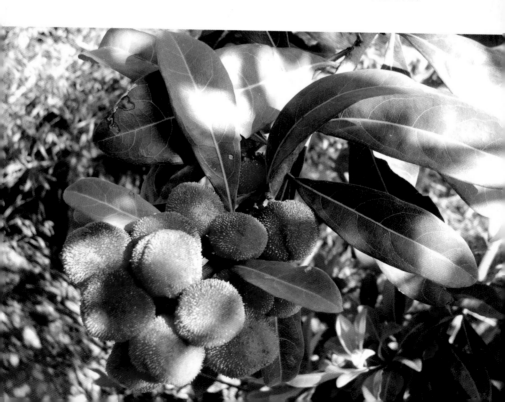

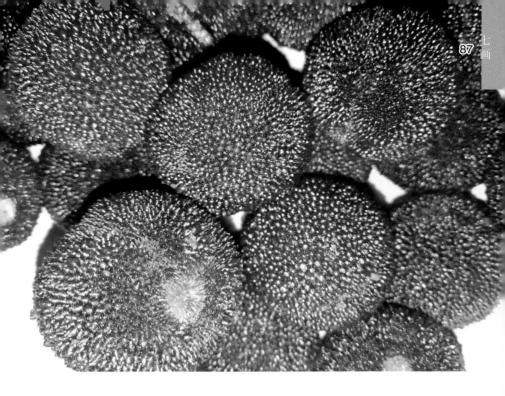

【使用禁忌】《食疗本草》："切不可多食，甚能损齿及筋。"

【民间验方】*1.* 暑天腹泻：杨梅适量，用白酒浸泡15日，每次饮20毫升，
每日2次。
*2.* 胃肠胀痛：杨梅入盐腌渍，越久越佳，用时取数粒，泡
开水服。
*3.* 头痛不止：杨梅为末，以少许搐鼻取嚏。
*4.* 烫火伤：杨梅烧灰为末，调茶油涂敷患处。

【典籍说药】*1.*《食疗本草》："和五脏腹胃，除烦愦恶气，去痰实，
甚能断下痢。"
*2.*《本经逢原》："杨梅烧灰则断痢，盐藏则止呕消渴。"
*3.*《随息居饮食谱》："析醒，止渴，活血，消痰。"

## ▶ 连 翘

【别　　名】大翘子、空翘、落翘。

【来　　源】为木犀科植物连翘 *Forsythia suspensa* (Thunb.) Vahl 的果实。

【形态特征】落叶灌木。果实长卵形至卵形，稍扁。老翘多自先端开裂，略向外反曲或裂成两瓣；外表面黄棕色，中央有 1 条纵凹沟；内表面淡黄棕色，中央有 1 条纵隔，种子多已脱落。青翘多不开裂，表面绿褐色，内有种子多数。果期 7~9 月。

【生境分布】生于山坡灌丛、疏林、草丛中，或栽培。分布于河北、山西、陕西、甘肃、四川、湖北、河南、江苏、山东、安徽等地。

【性味功能】味苦，性微寒。清热解毒，消肿散结。

【用量用法】6~15 克，水煎服。

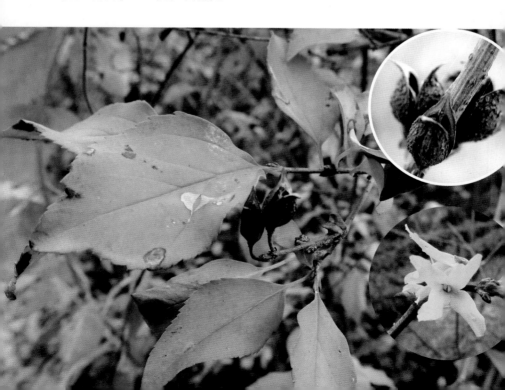

【使用禁忌】《本草经疏》："痈疽已溃勿服，火热由于虚者勿服，脾胃薄弱易于作泄者勿服。"

【民间验方】1. 偏头痛：连翘、生地黄、川芎各 10 克，水煎服。

2. 咽喉肿痛：连翘、黄芩各 10 克，玄参、板蓝根各 15 克，水煎服。

3. 口舌生疮：连翘 15 克，十大功劳 10 克，甘草 6 克，煎水含漱。

4. 乳腺炎：连翘、野菊花各 15 克，蒲公英 30 克，王不留行 9 克，水煎服。

【典籍说药】1.《神农本草经》："主寒热，鼠瘘瘰疬，痈肿恶疮，瘿瘤，结热，蛊毒。"

2.《药性论》："主通利五淋，小便不通，除心家客热。"

3.《本草衍义补遗》："泻心火，降脾肾湿热。"

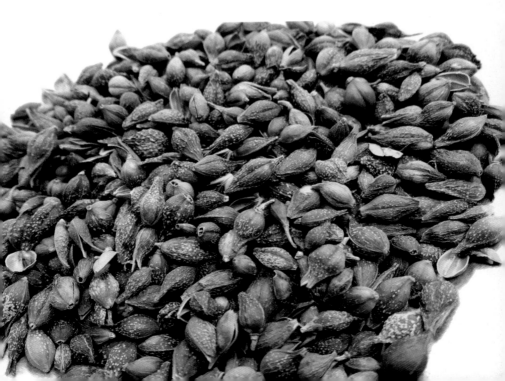

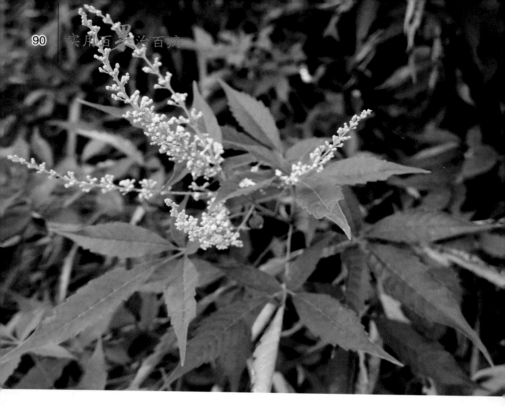

# ▶ 牡荆子

【别　　名】牡荆实、黄荆子、荆条果、蒲姜子。

【来　　源】为马鞭草科植物牡荆 *Vitex negundo* var. *cannabifolia*
　　　　　　（Sieb. et Zucc.） Hand.-Mazz. 的果实。

【形态特征】落叶灌木或小乔木。果实圆锥形或卵形，棕褐色。上端略
　　　　　　大而平圆，有花柱脱落的凹痕，下端稍尖。宿萼灰褐色，
　　　　　　密被灰白色细茸毛，萼筒先端 5 齿裂，外面有脉纹。断面
　　　　　　果皮较厚，棕黄色，4 室。果期 7~10 月。

【生境分布】生于山坡、路旁、溪沟边及灌丛中。分布于华东，以及
　　　　　　河北、湖南、湖北、贵州、四川、广西、广东等地。

【性味功能】味苦、辛，性温。止咳平喘，化湿祛痰，行气止痛。

【用量用法】6~9 克，水煎服。

【民间验方】 *1.* 中暑发痧：牡荆子 15 克，水浓煎服。

*2.* 慢性支气管炎：牡荆子、鼠麹草各 30 克，一点红、紫苏子、莱菔子各 15 克，水煎服。

*3.* 胸闷不舒、食积腹胀：牡荆子适量，水煎代茶。

*4.* 酒后伤风：牡荆子、葛花各 9 克，水煎服。

【典籍说药】 *1.*《名医别录》："主除骨间寒热，通利胃气，止咳逆，下气。"

*2.*《医林纂要·药性》："补行肝气，祛风燥湿。能发汗行水，治水肿身黄，又消食和脾胃。"

*3.*《药性考》："除寒热，疗风止咳，心痛疝疾，带浊耳聋，服之有益。"

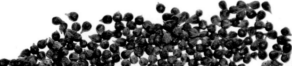

# ▶佛手柑

【别　　名】佛手、香橼、蜜罗柑、福寿柑、五指柑、手柑。

【来　　源】为芸香科植物佛手 *Citrus medica* L. var. *sarcodactylis* (Noot.) Swingle 的果实。

【形态特征】常绿小乔木或灌木。果实为柑果，呈卵形或长圆形，先端分裂如拳状，或张开似指尖，其裂数代表心皮数，表面橙黄色，粗糙，果肉淡黄色。种子数颗。果期 10~12 月。

【生境分布】我国浙江、江西、福建、广东、广西、四川、云南等地有栽培。

【性味功能】味辛、苦，性温。舒肝理气，和胃化痰。

【用量用法】3~10 克，水煎服，或泡茶饮。

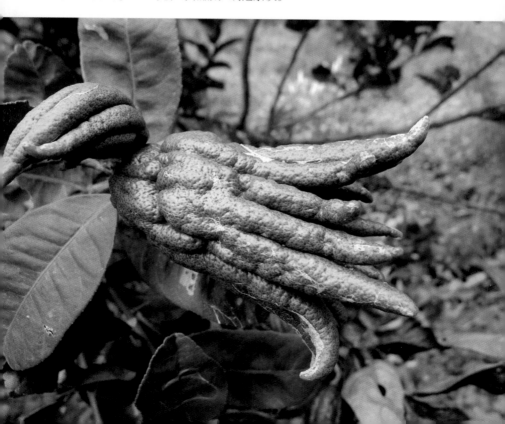

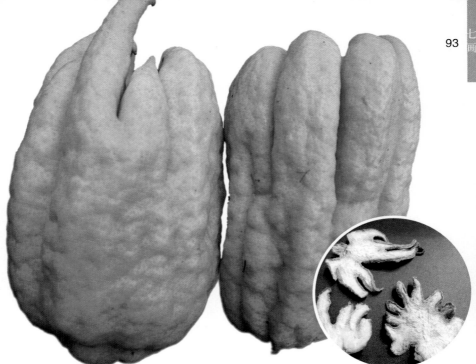

【使用禁忌】阴虚有火，无气滞症状者慎服。

【民间验方】 *1.* 痰气咳嗽：佛手柑 6~9 克，水煎服。

2. 食欲不振：佛手柑、枳壳、生姜各 3 克，黄连 1 克，水煎服。

3. 白带异常：佛手柑 15~30 克，猪小肠 1 段，水煎服。

4. 月经后期（属气血滞瘀证者）：佛手柑、山楂、丹参、当归各 30 克，木香、砂仁各 15 克，浸泡 600 毫升白酒中 10 日，每日早、晚各服 25 毫升。

..............................................................................................

【典籍说药】 *1.*《滇南本草》："补肝暖胃，止呕吐，消胃家寒痰，治胃气疼，和中行气。"

2.《本草纲目》："煮酒饮，治痰气咳嗽。煎汤，治心下气痛。"

3.《本草再新》："治气舒肝，和胃化痰，破积。治噎膈反胃，消癥瘕、瘰疬。"

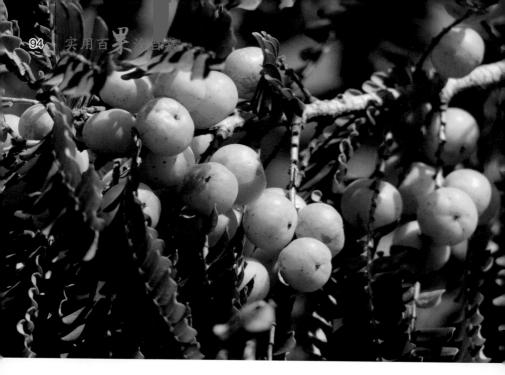

# ▶余甘子

【别　　名】余甘、油甘、庵摩勒、土橄榄、油甘子、牛甘子、滇橄榄。

【来　　源】为大戟科植物余甘子 *Phyllanthus emblica* L. 的果实。

【形态特征】落叶小乔木或灌木。果实球形或扁球形，略带6棱，初为黄绿色，成熟后呈赤红色，味先酸涩而后回甜。果期9~11月。

【生境分布】生于疏林下、山坡向阳处，或栽培。分布于福建、台湾、广东、海南、广西、四川、贵州、云南等地。

【性味功能】味甘、酸、涩，性凉。清热凉血，消食健胃，润肺化痰，生津止渴。

【用量用法】15~30克，水煎服，或鲜品取汁。

【使用禁忌】脾胃虚寒者慎服。

【民间验方】*1.* 感冒发热、咳嗽、咽喉痛、口烦渴、维生素C缺乏症：鲜余甘子10~30粒，水煎服。

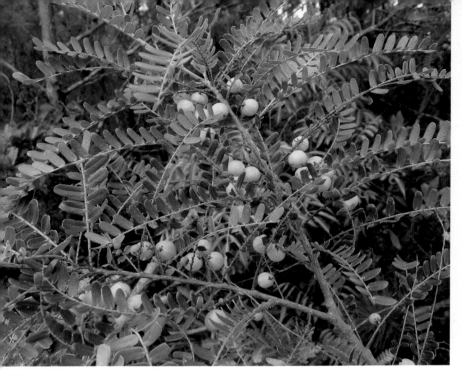

*2.* 消化不良：鲜余甘子洗净，晾干，用少许食盐腌制 1 周以上备用。每次取 5~6 粒，嚼食，每日 3~5 次。

*3.* 牙痛：余甘子 20 粒，细辛 3 克，知母 9 克，石膏 30 克，水煎服。

*4.* 河豚中毒、鱼骨鲠喉：鲜余甘子生吃吞汁。

【典籍说药】*1.*《新修本草》："主风虚热气。"

*2.*《本草拾遗》："主补益，强气力。取子压取汁，和油涂头生发，去风痒。初涂发脱，后生如漆。"

*3.*《海药本草》："主丹石伤肺，上气咳嗽。久服轻身，延年长生。"

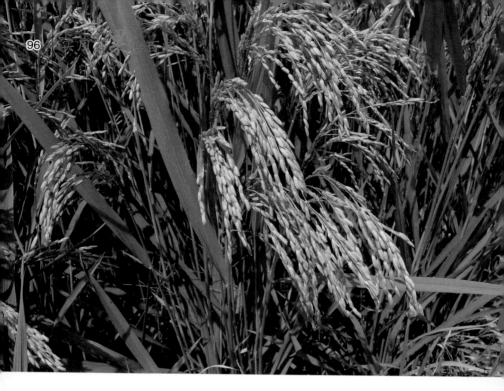

# ▶谷 芽

【别　　名】稻芽、水稻芽。

【来　　源】为禾本科植物稻 Oryza sativa Linn. 的颖果经发芽而成。

【形态特征】一年生栽培植物。果实呈稍扁的长椭圆形，两端略尖；外
稃坚硬，表面黄色，具短细毛，有脉 5 条；基部有白色线
形的浆片 2 枚，淡黄色，膜质，由一侧的浆片内伸出淡黄
色弯曲的初生根；内稃薄膜状，黄白色，内藏果实，断面
白色。

【生境分布】全国产稻区均产。

【性味功能】味甘，性平。健脾开胃，消食化积。

【用量用法】10~15 克，水煎服。

【民间验方】1. 饮食停滞，胸闷胀痛：谷芽 13 克，山楂、红曲各 6 克，

陈皮9克，水煎服。

2. 食积不化：谷芽、神曲、山楂各9克，水煎服。

3. 脾胃虚弱、纳少、腹胀口臭：炒谷芽、炒山楂各30克，水煎服。

4. 食欲不振、消化不良：谷芽、麦芽、白术、山楂各10克，砂仁6克，水煎服。

【典籍说药】1.《名医别录》："主寒中，下气，除热。"

2.《本草纲目》："快脾开胃，下气和中，消食化积。"

3.《本草汇言》："消宿食，行滞气之药也。"

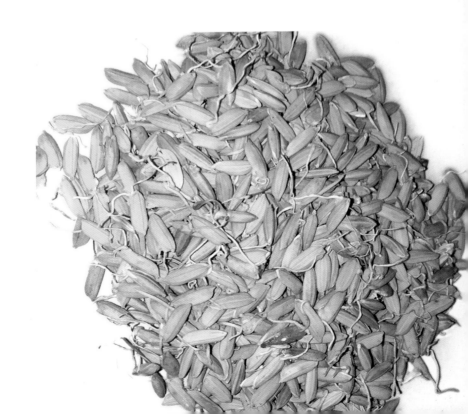

# ▶陈皮

【别　　名】橘皮、橘子皮。

【来　　源】为芸香科植物柑橘 *Citrus reticulata* Blanco 及其栽培变种的成熟果皮。

【形态特征】常绿小乔木或灌木。常剥成数瓣，基部相连，有的呈不规则片状；外表面橙红色或红棕色，有细皱纹及凹下的油点；内表面浅黄白色，粗糙，附黄白色或黄棕色筋络状维管束。果期 10~12 月。

【生境分布】长江以南各地均产。

【性味功能】味辛、苦，性温。理气降逆，调中开胃，燥湿化痰。

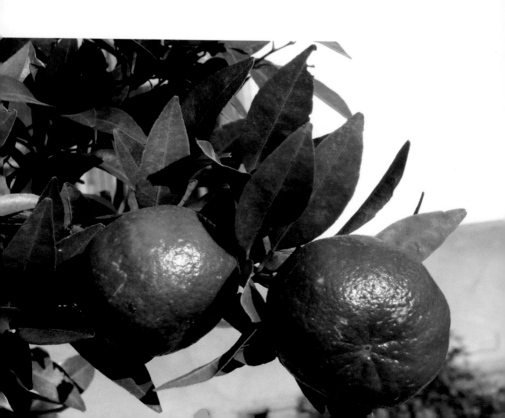

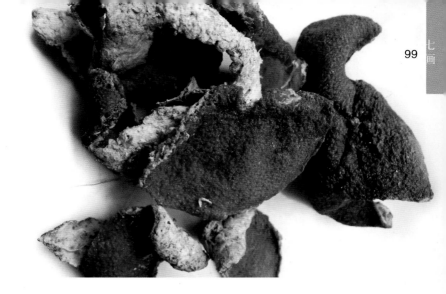

【用量用法】3~10 克，水煎服；外用适量，煎水洗患处。

【使用禁忌】《本草汇言》："亡液之证，不可用，因其辛以散之也；
自汗之证，不可用，因其辛不能敛也；元虚之人，不可用，
因其辛不能守也；吐血之证，不可用，因其辛散微燥，恐
有错经妄行也。"

【民间验方】*1.* 脾胃虚弱、气滞不畅，脘腹胀满：陈皮 8 克，党参、白术、
茯苓各 10 克，甘草 3 克，水煎服。

*2.* 反胃吐食：陈皮、半夏、生姜各适量，水煎服。

*3.* 胃肠型感冒：陈皮、吴茱萸各 6~10 克，水煎服。

*4.* 急性痢疾：陈皮、干姜、石榴皮各等量，研末，空腹服
3 克，每日 2 次。

【典籍说药】*1.*《神农本草经》："主胸中瘕热、逆气，利水谷。久服去臭，
下气，通神。"

*2.*《本草纲目》："疗呕哕反胃嘈杂，时吐清水，痰痞，痰疟，
大肠闭塞，妇人乳痈。入食料解鱼腥毒。"

*3.*《医林纂要·药性》："上则泻肺邪，降逆气；中则燥脾湿，
和中气；下则舒肝木，润肾命。主于顺气，消痰，去郁。"

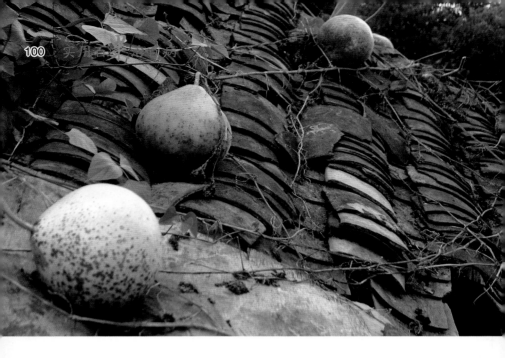

# ▶ 陈壶卢瓢

【别　　名】旧壶卢瓢、破瓢、败瓢、葫芦壳、葫芦瓢、陈瓠壳。

【来　　源】为葫芦科植物葫芦 *Lagenaria siceraria* (Molina) Standl. 的老熟果实或果壳。

【形态特征】一年生攀缘草本。果实呈哑铃状，中部缢细，上部和下部膨大；下部小，卵形，连于果柄；上部大，类球形，顶端有花柱基；木质化后表面黄棕色，较光滑。果期 8~9 月。

【生境分布】全国各地广泛栽培。

【性味功能】味甘、苦，性平。清热除烦，利水消肿。

【用量用法】10~30 克，水煎服；外用适量，烧存性研末调敷患处。

【使用禁忌】虚寒滑泄者慎服。

【民间验方】*1.* 急性肾炎水肿：陈壶卢瓢 15~30 克，水煎服。
　　　　　　*2.* 水肿：陈壶卢瓢 60 克，大蒜梗 30 克，水煎服。
　　　　　　*3.* 小便不利：陈壶卢瓢 30~60 克，冬瓜皮、西瓜皮各 30 克，

水煎服。

*4.* 脂肪肝：陈壶卢瓢粗末 15 克，茶叶 3 克，开水冲泡代茶。

【**典籍说药**】*1.*《本草纲目》："消胀杀虫，治痔漏下血，崩中、带下赤白。"
*2.*《中华本草》："利水，消肿。主治水肿，臌胀。"

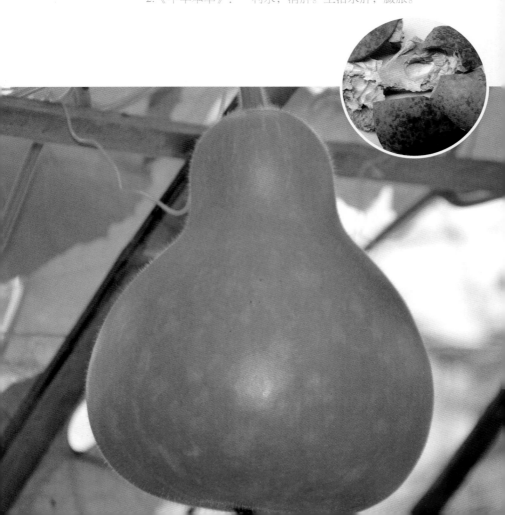

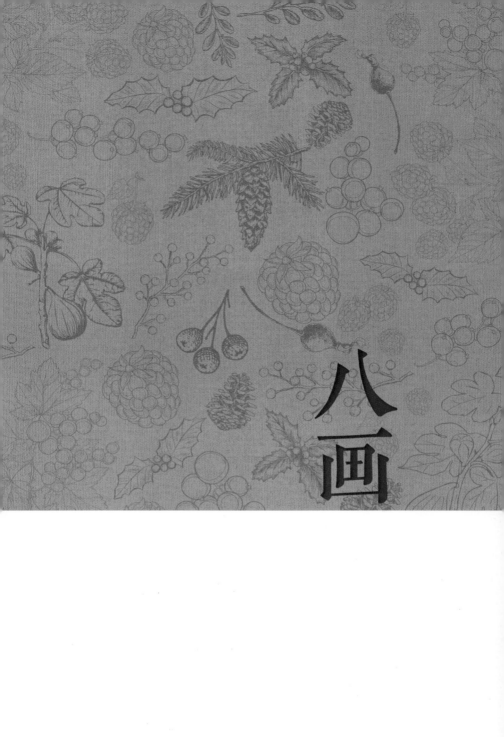

八
画

# ▶青 皮

【别　　名】个青、青橘皮、四化青皮、四花青皮。

【来　　源】为芸香科植物柑橘 *Citrus reticulata* Blanco 及其栽培变种的幼果或未成熟果实的果皮。

【形态特征】常绿小乔木或灌木。幼果类球形；表面灰绿色或黑绿色，有细密凹下的油点，顶端有稍突起的柱基，基部有果梗痕；

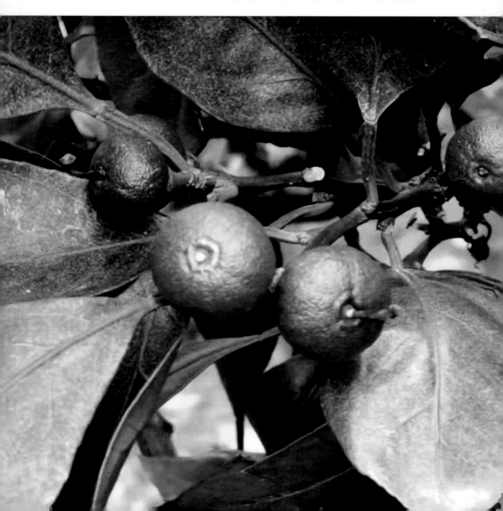

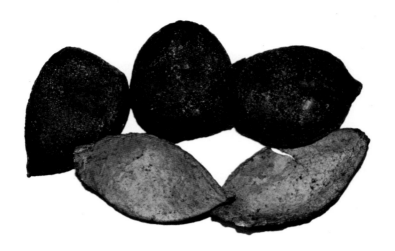

断面果皮黄白色或淡黄棕色；瓤囊 8~10 瓣，淡棕色。四化青皮多剖成四裂片；内表面类白色或黄白色；附黄白色或黄棕色小筋络。果期 10~12 月。

【生境分布】我国长江以南均有栽培。

【性味功能】味苦、辛，性温。疏肝破气，消积化滞。

【用量用法】3~10 克，水煎服。

【使用禁忌】《本草蒙筌》：切勿过服，恐损真气；老弱虚羸，尤当全戒。

【民间验方】1. 乳腺炎初发：青皮（去瓤）、炒穿山甲、白芷、甘草、川贝母各 2.5 克，研末，温酒调服。

2. 肝气郁结、胸胁疼痛、乳胀：青皮 3~9 克，水煎服。

3. 急性肠炎：盐腌青皮 1~2 粒，嚼服，每日 2~3 次。

4. 腹胀（属气滞证者）：青皮 9 克，神曲 10 克，水煎服。

【典籍说药】1.《本草图经》："主气滞，下食，破积结及膈气。"

2.《本草蒙筌》："消坚癖小腹中，温疟热盛者莫缺；破滞气左胁下，郁怒痛甚者须投；劫疝疏肝，消食宽胃。"

3.《本草纲目》："治胸膈气逆，胁痛，小腹疝气，消乳肿，疏肝胆，泻肺气。"

# ▶青 梅

【别　　名】梅子、生梅子、梅实。

【来　　源】为蔷薇科植物梅 *Armeniaca mume* Sieb. 的将成熟果实。

【形态特征】落叶小乔木。果实近球形。表面青黄至黄棕色，被柔毛。果肉稍厚肉质。果核椭圆形。果期 5~6 月。

【生境分布】多为栽培，以长江流域以南各地最多。

【性味功能】味酸，性平。利咽，生津，涩肠止泻，利筋脉。

【用量用法】6~9 克，水煎服，或噙咽津液；外用适量，浸酒擦，或熬膏点眼。

【使用禁忌】不宜多食久食。

【民间验方】*1.* 急性胃肠炎：鲜梅适量，去核，捣烂取汁，文火煎成胶状，

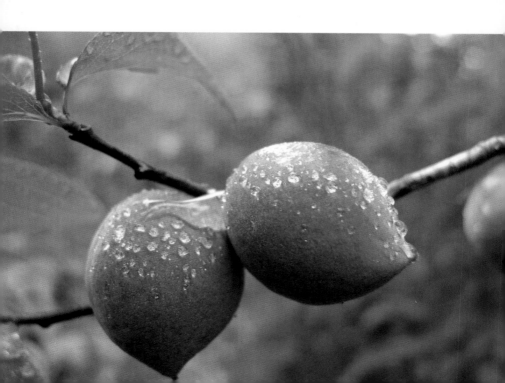

每次 3 克，每日 3 次，饭前服。

*2.* 痢疾：木香、木通、黄芩、紫苏、砂仁、薄荷各 0.5 千克，青梅 5 千克，烧酒 5 千克，端午日入瓶内，封固，1 月后可用。每次服梅 2~3 枚。

*3.* 风湿筋骨痛、坐骨神经痛、扭挫伤、腰肌劳损、腰痛：青梅酒擦拭患部。

*4.* 热咳（属阴虚火旺证者）：盐腌青梅 7~8 枚，连核捣碎，水煎服，渣冲开水代茶。

【**典籍说药**】*1.*《日用本草》："生津液，止焦渴。"

*2.*《滇南本草》："治一切瘟疫，暑热，头痛发热。"

*3.*《本草省常》："涩肠，敛肺，消肿解毒，醒酒，杀虫。"

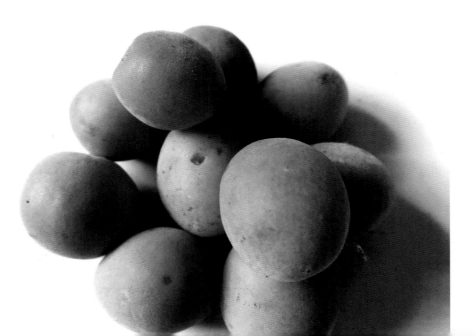

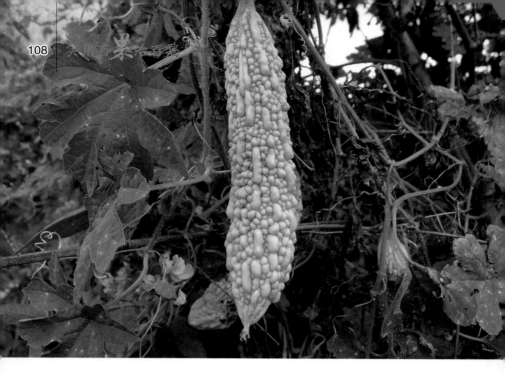

# ▶苦 瓜

【别　　名】癞葡萄、红姑娘、凉瓜、癞瓜、红羊。

【来　　源】为葫芦科植物苦瓜 *Momordica charantia* Linn. 的果实。

【形态特征】一年生攀缘草本。果实呈长椭圆形、卵形或两端狭窄；全体具钝圆不整齐的瘤状突起，成熟时橘黄色。种子多数。果期 9~10 月。

【生境分布】全国各地均有栽培。

【性味功能】味苦，性寒。祛暑涤热，明目，解毒。

【用量用法】6~15 克，水煎服；外用鲜品适量，捣汁涂，或捣烂敷患处。

【使用禁忌】《滇南本草》："脾胃虚弱吃之，令人作泄腹痛。"

【民间验方】*1.* 烦热消渴引饮：苦瓜适量，绞汁调蜜冷服。
　　　　　　 *2.* 中暑（属阳暑证者）：鲜苦瓜 100 克，金银花 15 克，鲜藿香叶数片，水煎代茶。

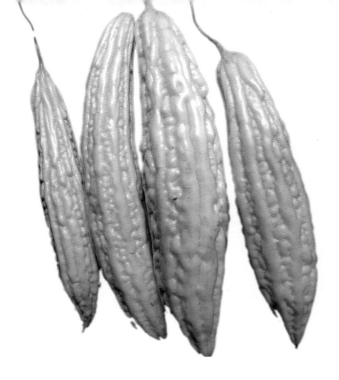

*3.* 糖尿病：苦瓜 1 条切碎，当归、川芎、白芍、生地黄各 15 克，水煎，喝汤汁，吃苦瓜。

*4.* 热痢：鲜苦瓜适量捣取汁，酌加蜂蜜、米泔水调服。

【**典籍说药**】*1.*《滇南本草》："泻六经实火，清暑益气，止烦渴。"

*2.*《生生编》："除邪热，解劳乏，清心明目。"

*3.*《本草求真》："除热解烦。"

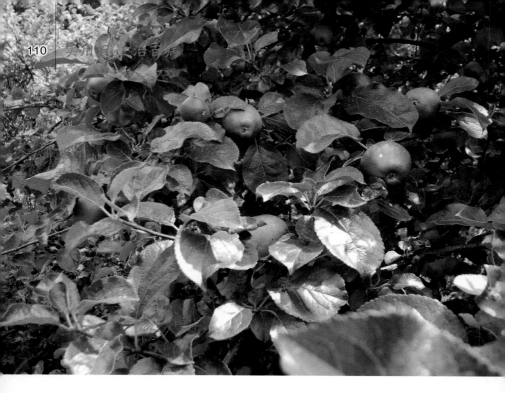

# ▶苹 果

【别　　名】柰、柰子、平波、超凡子、天然子、频果、西洋苹果。

【来　　源】为蔷薇科植物苹果 *Malus pumila* Mill. 的果实。

【形态特征】乔木。果实为梨形或扁球形，青色、黄色或红色，顶部及基部均凹陷；萼裂片宿存，果梗粗短。外皮薄，革质，果肉肉质，内果皮坚韧，分为5室。果期7~10月。

【生境分布】原产于欧洲及亚洲中部，我国辽宁、河北、山西、陕西、甘肃、山东、江苏、四川、云南、西藏等地有栽培。

【性味功能】味甘、酸，性凉。益胃，生津，除烦，醒酒。

【用量用法】生食，捣汁，或熬膏；外用捣汁涂。

【使用禁忌】《名医别录》："多食令人胪胀，病人尤甚。"

【民间验方】*1*. 反胃吐痰：苹果20~30克，水煎服。

2. 慢性腹泻：苹果去皮，蒸半熟后食用，早晚各食 1 个。

3. 妊娠呕吐：苹果 60 克，大米 30 克（炒黄），水煮代茶。

4. 饮酒过度：苹果 1~2 个，生食，或榨汁饮。

【典籍说药】1.《千金·食治》："益心气，耐肌。"

2.《滇南本草》："食之生津，久服轻身，延年黑发。通五脏六腑，走十二经络，调营卫而通神明，解瘟疫而止寒热。"

3.《随息居饮食谱》："润肺悦心，生津开胃，醒酒。"

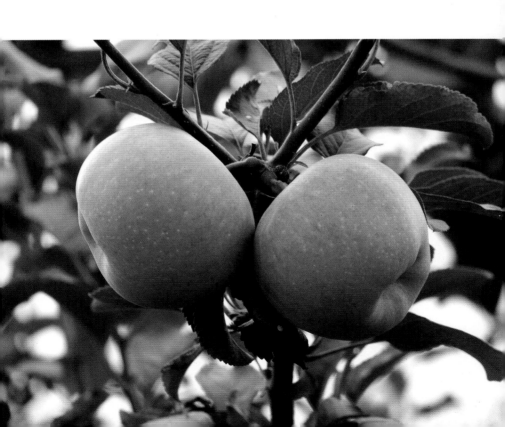

# ▶苞蔷薇果

【别　　名】猴柿刺、糖钵。

【来　　源】为蔷薇科植物硕苞蔷薇 *Rosa bracteata* Wendl. 的果实。

【形态特征】常绿灌木。果球形，橙红色，密被黄褐色柔毛；萼裂片宿
　　　　　　存；果梗短，密被柔毛。果期 8~11 月。

【生境分布】生于溪边、路旁和灌丛中。分布于江苏、浙江、江西、福
　　　　　　建、台湾、湖南、贵州、云南等地。

【性味功能】味甘、酸，性平。健脾，利湿，祛风，调经。

【用量用法】30~60 克，水煎服。

【民间验方】*1.* 关节风痛、月经不调：苞蔷薇果（去毛，不去子）
　　　　　　60~90 克，水煎，加红糖、黄酒。早、晚空腹服，连服

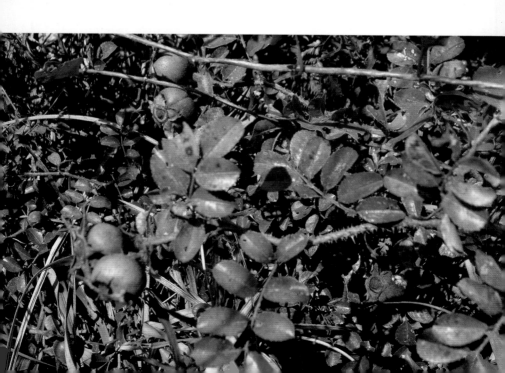

3~5剂。

2. 急、慢性细菌性痢疾，阿米巴痢疾：鲜苞蔷薇果90克，地锦草60克，铁苋菜30克，水煎服。

3. 肾虚遗精：苞蔷薇果60克，羊肉250克，酒、水各半炖服。

4. 脚气病：苞蔷薇果90克，大蒜梗120克，水煎服。

【典籍说药】1.《全国中草药汇编》："健脾利湿。主治痢疾，脚气病。"
2.《中华本草》："补脾益肾，涩肠止泻，祛风湿，活血调经。主治腹泻，痢疾，风湿痹痛，月经不调。"

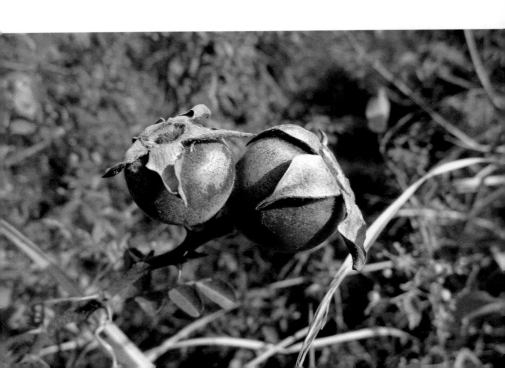

# ▶茄子

【别　　名】白茄、紫茄、黄茄、卵茄、鸡蛋茄、矮瓜。

【来　　源】为茄科植物茄 *Solanum melongena* Linn. 的果实。

【形态特征】一年生草本至亚灌木。果实为浆果，呈不规则圆形或长圆形，大小不等；表面深紫色、淡绿色或黄白色，光滑，基部有宿存萼和果梗。种子多数。6~8 月花后结实。

【生境分布】原产于亚洲热带，我国各地均有栽培。

【性味功能】味甘，性凉。清热、活血、消肿。

【用量用法】15~30 克，水煎服；外用适量，捣烂敷患处。

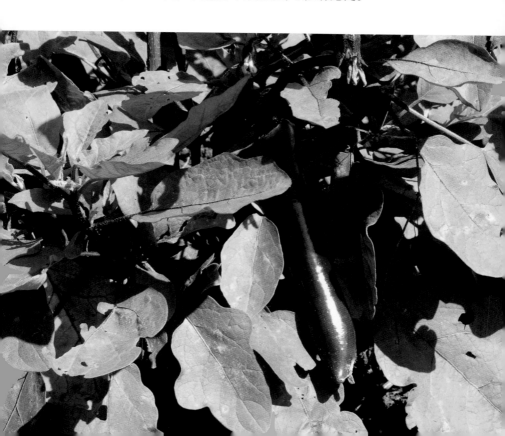

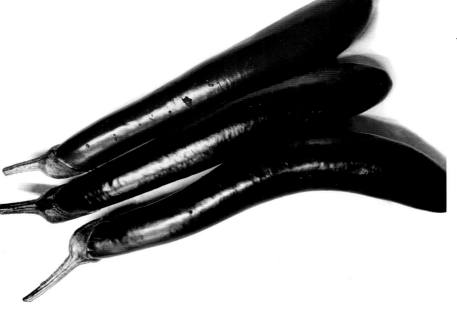

【使用禁忌】不宜多食。

【民间验方】 *1.* 肠风便血：经霜茄子连蒂烧存性，研末，每日空腹温酒
服 10 克。

*2.* 乳头皲裂：经霜小茄子（白茄更佳）适量，焙干，研末，
调麻油或茶油涂患处。

*3.* 蛀牙痛：鲜茄置火灰中略煨，绞汁，1 份汁液加半份蜂
蜜拌匀，取液滴患牙上。

*4.* 蜂螫伤：鲜茄子切片，擦患处。

【典籍说药】 *1.*《本草拾遗》： "醋摩敷痈肿。亦主瘰。"

*2.*《滇南本草》： "散血，止乳疼，消肿宽肠，烧灰米汤饮。
治肠风下血不止及血痔。"

*3.*《随息居饮食谱》： "活血，止痛，消痈，杀虫，已疟，
瘕疝诸病。"

## ▶枇 杷

【别　　名】琵琶。

【来　　源】为蔷薇科植物枇杷 *Eriobotrya japonica* (Thunb.) Lindl. 的果实。

【形态特征】常绿小乔木。果实球形或长圆形；外表面黄色或橘黄色，具柔毛，顶部具黑色宿存萼齿，除去萼齿可见一小空室；基部有短果柄，具糙毛；外果皮薄，中果皮肉质，内果皮纸膜质。内有种子 1~5 颗。果熟期次年 5~6 月。

【生境分布】多为栽培。分布于中南，以及陕西、甘肃、江苏、安徽、浙江、江西、福建、台湾、四川、贵州、云南等地。

【性味功能】味甘、酸，性凉。润肺下气，止渴。

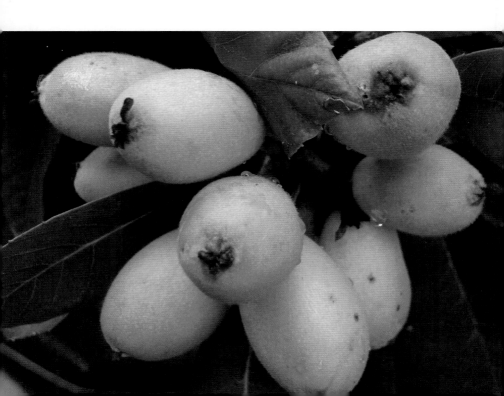

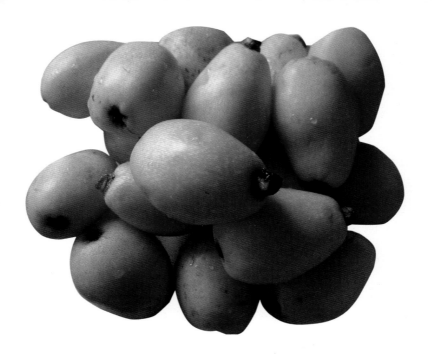

【用量用法】30~60 克，生食，或水煎服。

【使用禁忌】《随息居饮食谱》："多食助湿生痰，脾虚滑泄者忌之。"

【民间验方】*1.* 肺热咳嗽：鲜枇杷果肉 60 克，酌加冰糖，水炖服。

　　　　　　*2.* 肺虚久咳不愈：枇杷 200 克（去皮、核），甜杏仁 20 克（去皮尖），加水 500 毫升，煎至 300 毫升，分 2 次调蜂蜜连渣服。

　　　　　　*3.* 胃阴不足，口渴咽干，干呕少食：枇杷果肉适量，水煎，酌加蜂蜜调服，每日 2 次。

　　　　　　*4.* 吐血：枇杷果肉 5~6 个，烧存性研末，和糖或食盐调服。

【典籍说药】*1.*《本经逢原》："必极熟，乃有止渴、下气、润五脏之功。若带生味酸，力能助肝伐脾，食之令人中满泄泻。"

　　　　　　*2.*《日华子本草》："治肺气，润五脏，下气，止呕逆，并渴疾。"

　　　　　　*3.*《滇南本草》："治肺痿，痨伤吐血，咳嗽吐痰，哮吼。又治小儿惊风发热。"

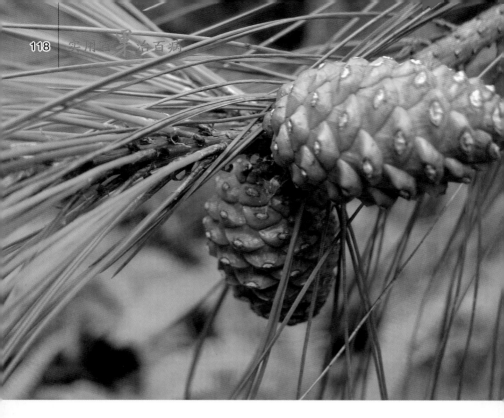

# ▶ 松 球

【别　　名】松实、松果、松塔。

【来　　源】为松科植物马尾松 *Pinus massoniana* Lamb. 的球果。

【形态特征】乔木。球果常单生，呈卵圆形或圆锥状卵形，初期直立，
　　　　　　后期下垂，熟时浅黄褐色；中部种鳞近长圆状倒卵形；鳞
　　　　　　盾多为菱形，具横脊，鳞脊生于鳞盾中央，无刺尖。果熟
　　　　　　期次年 10~12 月。

【生境分布】生于海拔 1500 米以下的山地，或栽培。分布于陕西、湖北、
　　　　　　湖南、河南、四川、贵州、云南、广西、广东、江苏、安徽、
　　　　　　江西、浙江、福建、台湾等地。

【性味功能】味甘、苦，性温。祛风除痹，止咳化痰，利尿，通便。

【用量用法】9~15克，水煎服；外用适量，煎水洗，或磨汁涂患处。

【民间验方】1. 慢性支气管炎：松果36克，黄芩、连翘各15克，水煎，早、晚饭后服。
2. 支气管炎：松果95克，紫苏、陈皮各15克，水煎服。
3. 痔疮：松果适量，煎水洗患处。
4. 烫伤：松果适量，磨汁涂患处。

【典籍说药】1.《名医别录》："主风痹寒气，虚羸少气，补不足。"
2.《本草求原》："补气，散风寒。"
3.《草药新纂》："利尿。治淋浊。"

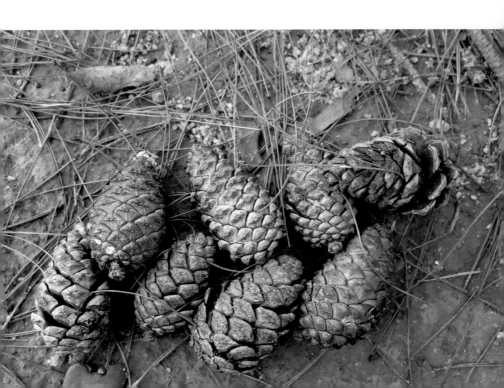

# ▶ 刺蒺藜

【别　　名】蒺藜子、白蒺藜、白蒺藜子、社蒺藜、土蒺藜、三角蒺藜、硬蒺藜。

【来　　源】为蒺藜科植物蒺藜 *Tribulus terrestris* L. 的果实。

【形态特征】一年生草本。果实为离果，五角形或球形，由 5 个呈星状排列的果瓣组成；每个果瓣具长短棘刺各 1 对，背面有短硬毛及瘤状突起；果皮坚硬，木质；内含种子 3~4 粒。果期 6~9 月。

【生境分布】生于荒丘、田边及田间，分布于全国各地。

【性味功能】味苦、辛，性平。平肝解郁，祛风明目。

【用量用法】6~9 克，水煎服；外用适量，煎水洗，或研末调敷患处。

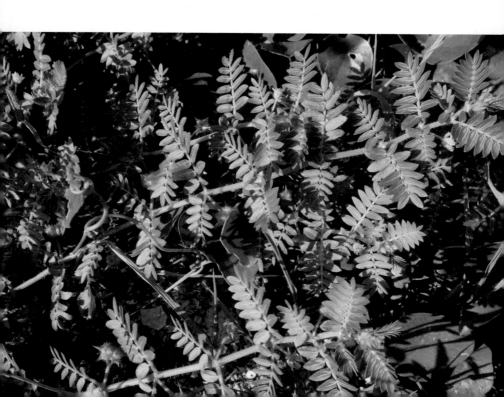

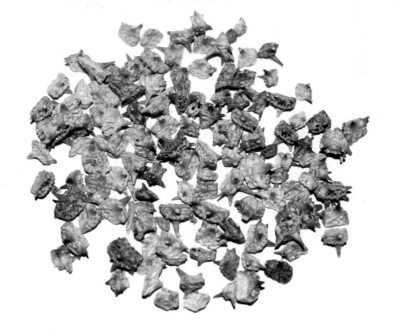

【使用禁忌】《得配本草》："肝虚、受孕，二者禁用。"

【民间验方】*1.* 头痛（属肝阳上亢证者）：白蒺藜、菊花、钩藤各 9 克，水煎服。

*2.* 老年性皮肤瘙痒症：白蒺藜、皂角刺各 12 克，猪大肠头 1 段，炖烂，分次服，每日 1 剂。

*3.* 风火赤眼：白蒺藜 9 克，草决明、菊花各 6 克，水煎服。

*4.* 瘢痕疼痛：白蒺藜、山栀子各等量，研末醋调敷患处。

..............................................................................

【典籍说药】*1.*《神农本草经》："主恶血，破癥结积聚，喉痹，乳难。久服长肌肉，明目，轻身。"

*2.*《本草图经》："主痔漏，阴汗，及妇人发乳，带下。"

*3.*《本草再新》："镇肝风，泻肺火，益气化痰，散湿破血，消痈疽，散疮毒。"

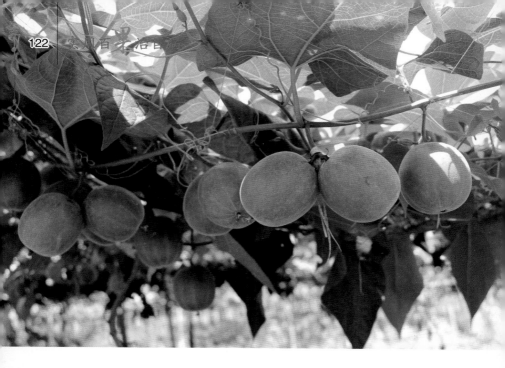

# ▶罗汉果

【别　　名】拉汉果、假苦瓜、罗汉表、光果木鳖。

【来　　源】为葫芦科植物罗汉果 *Siraitia grosvenorii* (Swingle) C. Jeffrey ex Lu et Z. Y. Zhang 的果实。

【形态特征】多年生攀缘草本。果实呈圆球形或长圆形；表面棕绿色或黄褐色，初密具黄褐色茸毛和黑色腺鳞，老后渐脱落，并隐约可见 8~10 条纵纹；顶端有圆点状柱基，基部有果柄痕；果皮薄，果瓤干缩，淡黄色至淡棕色，质松如海绵。种子多数。果期 7~9 月。

【生境分布】生于山坡灌丛、林下、河边湿地，或栽培。分布于广东、广西、贵州、湖南、江西、福建等地。

【性味功能】味甘，性凉。清肺止咳，润肠通便。

【用量用法】15~30 克，水煎服，或开水冲泡代茶。

【使用禁忌】肺寒及外感咳嗽者忌服。

【民间验方】 *1.* 肺热咳嗽：罗汉果 1 个，百合 15 克，白木耳 10 克，水
煎，酌加蜂蜜调服。

*2.* 妇女咳嗽、月经不调：罗汉果 15 克，益母草 30 克，水
煎服。

*3.* 喉痛失音：罗汉果 1 个，切片，水煎，待冷后频频饮服。

*4.* 百日咳：罗汉果 1 个，柿饼 1 块，水煎服。

【典籍说药】 *1.*《岭南采药录》："理痰火咳嗽。"

*2.*《中华本草》："清肺利咽，化痰止咳，润肠通便。主
治肺热痰火咳嗽，咽喉炎，扁桃体炎，急性胃炎，便秘。"

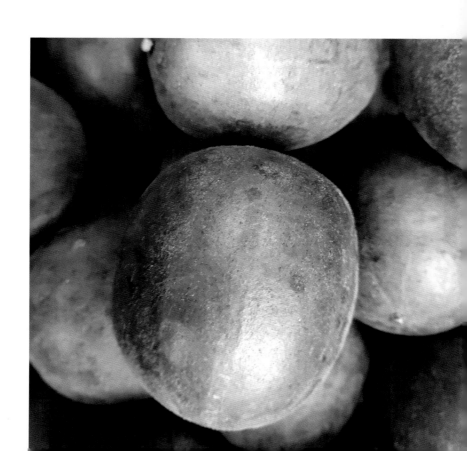

# ▶使君子

【别　　名】留求子、史君子、君子仁、冬君子、五棱子。

【来　　源】为使君子科植物使君子 *Quisqualis indica* L. 的成熟果实。

【形态特征】落叶攀缘状灌木。果实椭圆形或卵圆形，具棱；表面黑褐色至紫褐色，平滑，先端狭尖，基部钝圆，有明显圆形的果梗痕；棱角外壳较厚，中间呈类圆形空腔。种子 1 枚。果期秋末。

【生境分布】生于山坡、路旁，或栽培。分布于西南，以及湖南、江西、福建、台湾、广东、广西等地。

【性味功能】味甘，性温；有小毒。杀虫，消积，健脾。

【用量用法】6~15 克，捣碎，水煎服；或去壳炒香嚼服，小儿每岁每日1~1.5 粒，总量不超过 20 粒。

【使用禁忌】《本草纲目》："忌饮热茶，犯之即泻。"

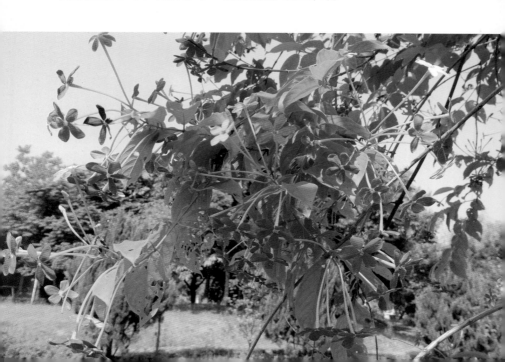

【民间验方】 *1.* 脾胃不和、脘腹胀痛、食减羸瘦：使君子10克，厚朴、川芎各9克，陈皮6克，水煎服。

*2.* 蛔虫病、钩虫病：使君子、苦楝根皮、白芍、槟榔各10克，木香、大黄各9克，神曲8克，水煎服。

*3.* 小儿疳积：使君子肉、雷丸、川厚朴各3克，猪肝30克，水炖服。

*4.* 虫牙疼痛：使君子煎汤，频频漱口。

【典籍说药】 *1.*《开宝本草》："主小儿五疳，小便白浊，杀虫，疗泻痢。"

*2.*《本草纲目》："健脾胃，除虚热。治小儿百病疮癣。"

*3.*《医林纂要·药性》："补脾，润肺。"

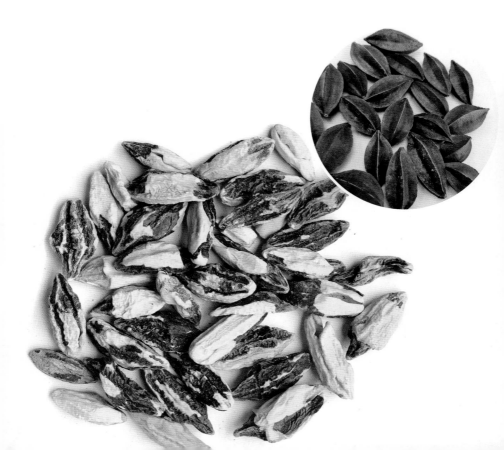

## ▶ 金樱子

【别　　名】刺梨子、金罂子、糖罐、糖果、蜂糖罐、金壶瓶、糖橘子。

【来　　源】为蔷薇科植物金樱子 *Rosa laevigata* Michx. 的果实。

【形态特征】常绿攀缘灌木。果实倒卵形；表面黄红色至棕红色，略具
　　　　　　光泽，有多数刺状刚毛或残基；先端宿存花萼呈盘状，其
　　　　　　中央稍隆起；基部渐细，有残留果柄。纵切可见内壁密生
　　　　　　淡黄色有光泽的茸毛及多数瘦果。果期 7~11 月。

【生境分布】生于向阳的山野、路旁、田边、溪畔灌木丛中。分布于陕西、
　　　　　　江苏、安徽、浙江、江西、福建、台湾、河南、湖北、湖南、
　　　　　　广东、海南、广西、四川、贵州、云南等地。

【性味功能】味酸、涩，性平。固精缩尿，固崩止带，涩肠止泻。

【用量用法】9~15 克，水煎服，或熬膏。

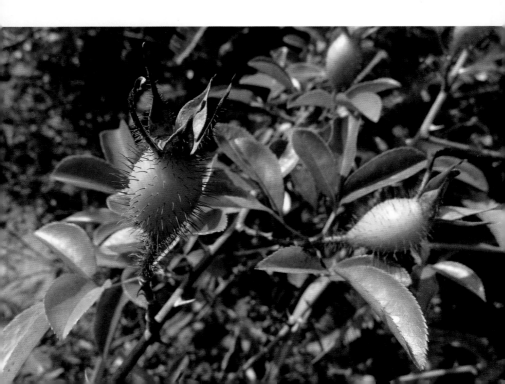

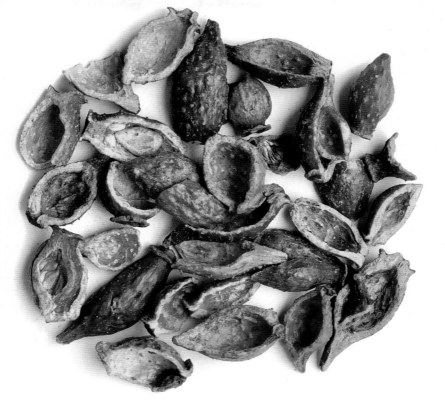

【使用禁忌】有实火、热邪者忌服。

【民间验方】*1.* 脾虚泄泻：金樱子、山药、黄鳝藤各 30 克，水煎服。

*2.* 遗精、滑精：鲜金樱子肉熬成膏，每次 30 克，鸡蛋 1 个，每晚临睡前开水冲服。

*3.* 久痢脱肛：金樱子肉 30 克，鸡蛋 1 个，水炖服。

*4.* 产后小便失禁：金樱子 30 克，益智仁 12 克，黄芪 15 克，水煎去渣，打入鸡蛋 2 个，炖熟，吃蛋喝汤。

【典籍说药】*1.*《名医别录》："止遗泄。"

*2.*《滇南本草》："治日久下痢，血崩带下，涩精遗泄。"

*3.*《医林纂要·药性》："补肺生水，和脾泻肝。固精，敛气。"

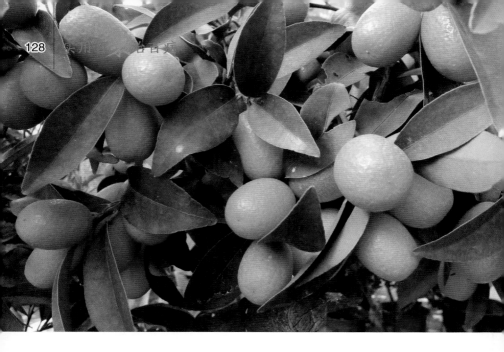

# ▶金 橘

【别　　名】卢橘、山橘。

【来　　源】为芸香科植物金橘 *Fortunella margarita* (Lour.) Swingle 的果实。

【形态特征】常绿灌木或小乔木。柑果呈长圆形或卵圆形，果顶凹入；表面金黄色或橙红色，平滑，油腺密生；皮薄，瓤囊4~5瓣，汁多味酸。种子多数。果期 11~12 月。

【生境分布】我国浙江、江西、福建、台湾、湖北、广东、海南、广西、四川等地有栽培。

【性味功能】味甘、微酸、辛，性温。理气解郁，消食化痰，醒酒。

【用量用法】3~9 克，水煎服；鲜品 15~30 克，捣汁饮，或泡茶，或嚼服。

【民间验方】*1.* 胸脘痞闷，甚或作痛：鲜金橘 15~30 克，水煎服。
*2.* 烦热、口渴：金橘 3 枚（去核），细茶 5 克，开水冲泡服。
*3.* 咳嗽气喘：金橘 3 枚（去核），酌加冰糖，文火煮服，每日 2~3 次。

4.百日咳：鲜金橘 15 克，麻黄 3 克，紫菀 6 克，水煎，酌加冰糖调服，连服数日。

【典籍说药】1.《本草纲目》："下气快膈，止渴解酲，辟臭。皮尤佳。"
2.《医林纂要·药性》："开郁，顺气，和脾，醒酒。"
3.《随息居饮食谱》："醒神，下气，辟秽，化痰，止渴，消食。"

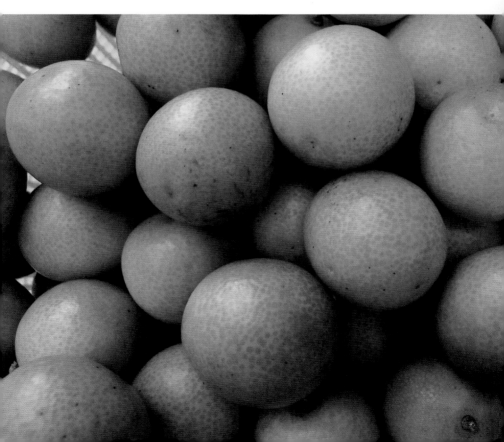

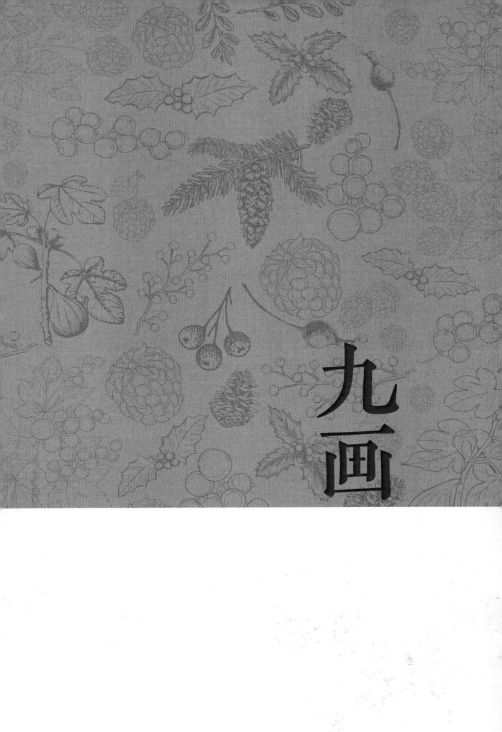

九画

## ▶ 挂金灯

【别　　名】红姑娘、红灯笼、锦灯笼、鬼灯笼、金灯笼、灯笼儿。

【来　　源】为茄科植物挂金灯 *Physalis alkekengi* var. *franchetii* (Mast.) Makino 的带宿萼的果实。

【形态特征】多年生草本。宿萼膨大而薄，略呈灯笼状，多皱缩或压扁；表面橘红色或淡绿色，有 5 条明显的纵棱，棱间具网状细脉纹，先端渐尖，微 5 裂，基部内凹，有细果柄。体轻，中空，或内有浆果 1 粒。种子多数。果期 6~10 月。

【生境分布】生于旷野、山坡、路边、村旁，或栽培。除西藏外，全国各地均有分布。

【性味功能】味酸、甘，性寒。清肺利咽，化痰利水。

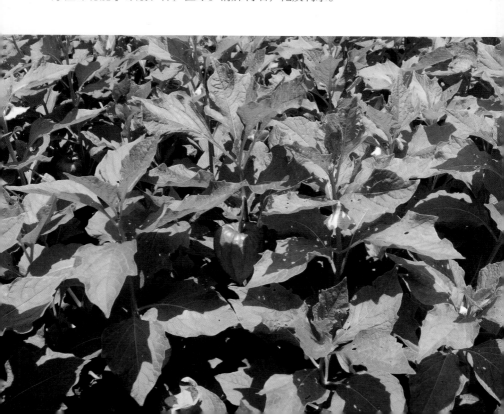

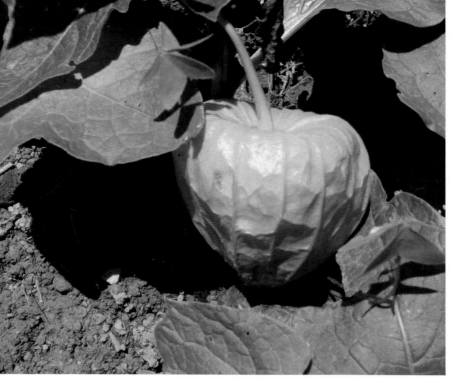

【用量用法】4.5~9克，水煎服；外用适量，捣烂敷，或煎水洗患处。

【使用禁忌】孕妇及脾胃虚寒者忌服。

【民间验方】*1.* 急性支气管炎：鲜挂金灯15克，桔梗、前胡各9克，甘草6克，水煎服。

*2.* 肺热咳嗽、咽干舌燥：挂金灯、玄参各9克，杏仁6克，水煎服。

*3.* 咽喉肿痛：挂金灯15克，牛蒡子9克，甘草3克，水煎服。

*4.* 水肿、小便不利：挂金灯12克，车前草15克，西瓜皮24克，水煎服。

【典籍说药】*1.*《神农本草经》："产难吞其实立产。"

*2.*《本草经集注》："小儿食之能除热，亦主黄病多效。"

*3.*《嘉祐本草》："人有骨蒸多服之。"

# ▶胡荽子

【别　　名】芫荽子、香菜子。

【来　　源】为伞形科植物芫荽 *Coriandrum sativum* Linn. 的果实。

【形态特征】草本。果实为 2 枚小分果合生的双悬果，呈圆球形，淡黄棕色至土黄棕色；顶端可见极短柱头残迹，周围有宿存花萼 5 枚；表面较粗糙，不甚明显的波状纵棱 10 条与明显的直纵棱 10 条相间排列。小分果背面隆起，腹面中央下凹。果期 4~11 月。

【生境分布】原产于地中海地区，我国各地多有栽培。

【性味功能】味辛、酸，性平。健胃消积，理气止痛，透疹解毒。

【用量用法】6~12 克，水煎服；外用适量，煎水洗患处。

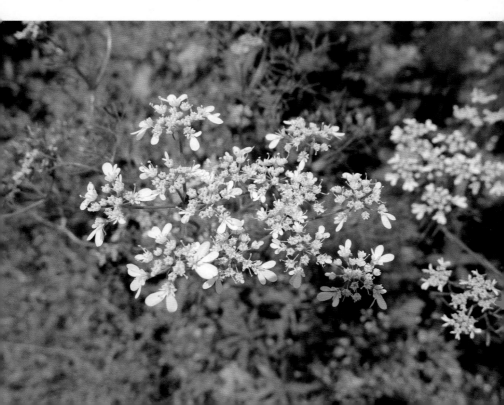

【使用禁忌】有火热者禁服。

【民间验方】*1.* 胃弱消化不良：胡荽子、陈皮各6克，苍术9克，水煎服。

*2.* 消化不良、食欲不振：胡荽子5克，陈皮、炒麦芽、神曲各9克，生姜3片，水煎服。

*3.* 胃寒痛：胡荽子、胡椒各等量，研末，每次服3克，开水送服，每日3次。

*4.* 脘腹满闷：胡荽子烘干，研末，每次3克，陈皮水送服。

【典籍说药】*1.*《千金·食治》："消谷，能复食味。"

*2.*《饮膳正要》："消食，治五脏不足，杀鱼、肉毒。"

*3.*《本草纲目》："发痘疹，杀鱼腥。"

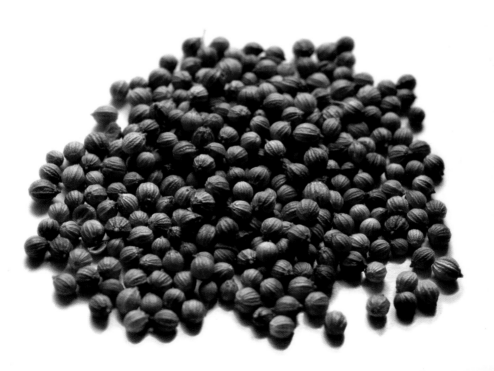

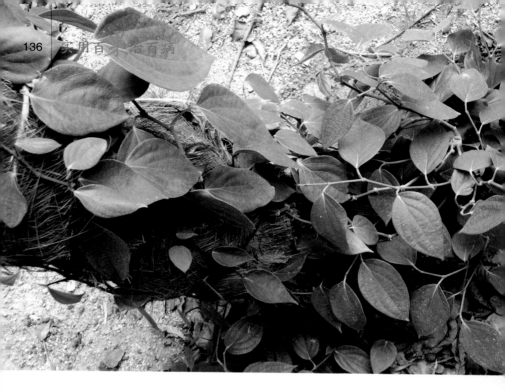

# ▶ 胡 椒

【别　　名】白胡椒、黑胡椒、白川、黑川、浮椒、玉椒。

【来　　源】为胡椒科植物胡椒 *Piper nigrum* L. 的果实。

【形态特征】攀缘状藤本。浆果呈球形。黑胡椒，采收时较嫩，干燥后
表面暗棕色至灰黑色，具隆起的网状皱纹，顶端有细小的
柱头残基，基部有自果柄脱落的疤痕；白胡椒，表面灰白色，
平滑，先端与基部间有多数浅色线状脉纹。果期 10 月至
次年 4 月。

【生境分布】原产于东南亚，我国福建、台湾、广东、海南、广西、云
南等地有栽培。

【性味功能】味辛，性热。温中散气，下气止痛，止泻，开胃，解毒。

【用量用法】1~3 克，水煎服，或入丸、散；外用适量，研末调敷患处。

【使用禁忌】阴虚有火者忌服，孕妇慎服。

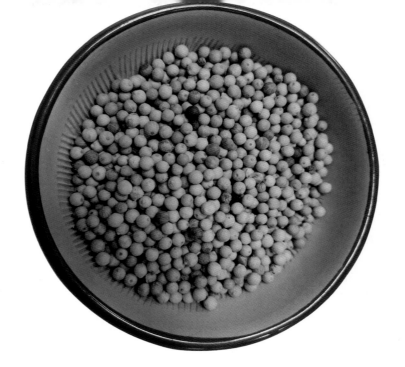

【民间验方】 *1*. 肺寒久咳：白胡椒 7 粒，捣碎，带皮鲜梨（去核）1 个，切片，酌加蜂蜜蒸熟食。

*2*. 神经衰弱：取白胡椒 1 粒（剪成两半）置于耳穴部位，胶布固定；而后用拇指捏压敷药部位至有发热感，每日 4~6 次。

*3*. 阴囊湿疹：胡椒 10 粒，研末，加水 2000 毫升，煮沸，趁温洗患处，每日 2 次。

*4*. 蝎螫伤：白胡椒末 1.5 克，白面少许，用水调匀敷患处。

【典籍说药】 *1*.《新修本草》："主下气，温中，去痰，除脏腑中风冷。"

*2*.《海药本草》："去胃口气虚冷，宿食不消，霍乱气逆，心腹卒痛，冷气上冲，和气。"

*3*.《本草纲目》："暖肠胃，除寒湿反胃、虚胀冷积，阴毒，牙齿浮热作痛。"

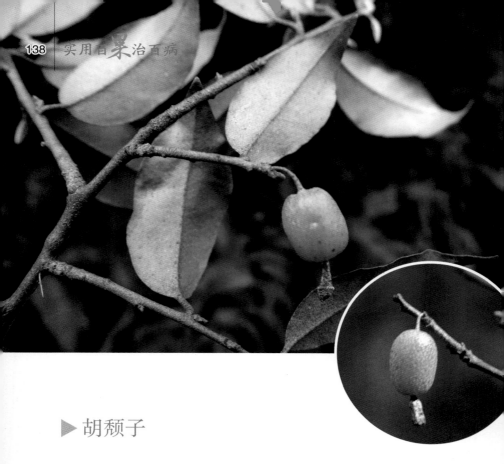

## ▶ 胡颓子

【别　　名】蒲颓子、羊奶奶、假灯笼、甜果儿、清明子、羊头泡。

【来　　源】为胡颓子科植物胡颓子 *Elaeagnus pungens* Thunb. 的果实。

【形态特征】常绿直立灌木。果实呈椭圆形，幼时被褐色鳞片，成熟时红色；果核内面具白色丝状棉毛。果期次年 4~6 月。

【生境分布】生于向阳山坡、路旁、灌丛中。分布于江苏、安徽、浙江、江西、福建、湖北、湖南、广东、广西、四川、贵州等地。

【性味功能】味酸、涩，性平。收敛止泻，健脾消食，止咳平喘，止血。

【用量用法】9~15 克，水煎服。

【民间验方】*1.* 腹泻、不思饮食：胡颓子 15~24 克，水煎服。
　　　　　　*2.* 痢疾、肠炎：胡颓子 15 克，火炭母、白头翁各 20 克，

枳实 10 克，黄连 9 克，水煎服。

3. 干咳：胡颓子 30 克，姜半夏 3 克，北沙参 15 克，水煎，酌加蜂蜜调服。

4. 痔疮：胡颓子适量，煎水熏洗患处。

【典籍说药】1.《本草拾遗》："止水痢。"

2.《草木便方》："消渴，止饮，镇心神，除烦热。"

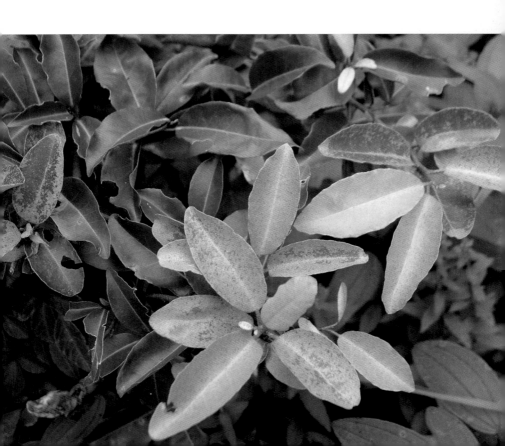

# ▶荔 枝

【别　　名】离支、荔支、荔枝子、离枝、丹荔、丽枝、勒荔。

【来　　源】为无患子科植物荔枝 *Litchi chinensis* Sonn. 的假种皮或果实。

【形态特征】常绿乔木。核果呈球形或卵形；外果皮革质，有瘤状突起，熟时赤色。种子矩圆形，褐色而明亮；假种皮肉质，白色，半透明，与种子极易分离。果期6~7月。

【生境分布】多为栽培。分布于福建、广东、广西、台湾、云南、四川等地。

【性味功能】味甘、酸，性温。养血健脾，行气消肿。

【用量用法】5~10枚，水煎服；外用适量，捣敷，或烧存性研末撒患处。

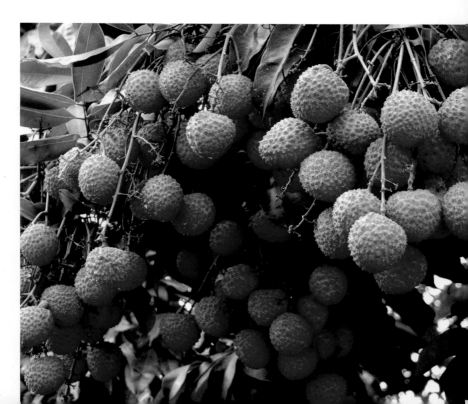

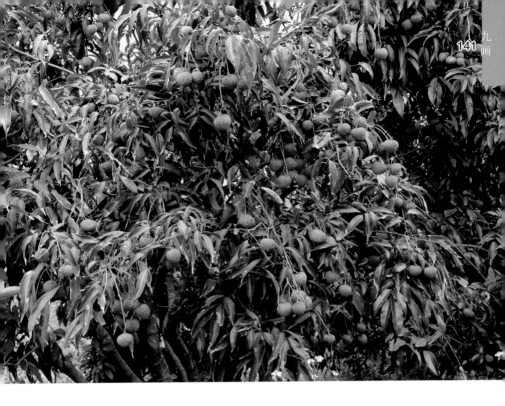

【使用禁忌】《食疗本草》："多食则发热。"

【民间验方】 *1.* 呃逆不止：荔枝 7 粒，连皮核烧存性，为末，白汤调下。

2. 暑天腹部饱胀不消：带壳熟荔枝浸于饱和盐水中腌制。用时取适量，吃果肉，喝腌汁适量。

3. 小儿寒性腹泻：荔枝干 3~6 粒，猪瘦肉适量，水炖服。

4. 小儿遗尿：荔枝干 10 粒，去壳，酌加冰糖蒸服，每日 1 次，连服 3~5 日。

...........................................................................................

【典籍说药】 *1.*《食疗本草》："益智，健气及颜色。"

2.《海药本草》："主烦渴，头重，心躁，背膊劳闷。"

3.《医林纂要·药性》："补肺，宁心，和脾，开胃。治胃脘寒痛，气血滞痛。"

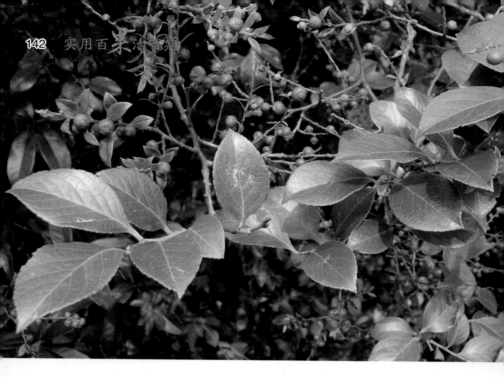

# ▶ 南烛子

【别　　名】乌饭果、乌饭子。

【来　　源】为杜鹃花科植物南烛 *Vaccinium bracteatum* Thunb. 的果实。

【形态特征】常绿灌木或小乔木。果实类球形；表面暗红褐色至紫黑色，稍被白粉，略有细纵纹；先端具黄色点状的花柱痕迹，基部有细果梗或果梗痕；有时有宿萼。断面黄白色，内含种子多数。果期 8~10 月。

【生境分布】生于山坡、灌丛中，或栽培。分布于华东、中南至西南，以及台湾等地。

【性味功能】味酸、甘，性平。补肝肾，强筋骨，固精气，止泻痢。

【用量用法】9~15 克，水煎服。

【使用禁忌】大便秘结者忌服。

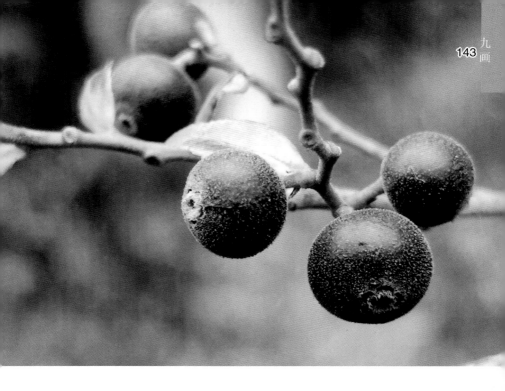

【民间验方】 *1.* 多梦遗精、头晕失眠、心悸盗汗：南烛子、覆盆子、楮
实子各 30 克，五味子 4.5 克，水煎服。

*2.* 腹泻：南烛子研末，每次 15~30 克，酌加红糖调服。

*3.* 食积、消化不良：南烛子 9~15 克，水煎服。

*4.* 体虚气弱、赤白带下：南烛子、芡实、金樱子各 9 克，
水煎服。

【典籍说药】 *1.*《本草纲目》："强筋骨，益气力，固精驻颜。"

*2.*《要药分剂》："为固涩之品。治久痢久泻，痢血日久，
饭后瞌睡。"

# ▶ 南酸枣

【别　　名】五眼果、人面子、山枣、冬东子、山桉果、鼻涕果、醋酸果。

【来　　源】为漆树科植物南酸枣 *Choerospondias axillaris* (Roxb.) Burtt et Hill 的鲜果或果核。

【形态特征】落叶乔木。核果呈椭圆形或倒卵形；表面黑褐色或棕褐色，稍有光泽，具不规则的皱褶；基部有果梗痕。果肉棕褐色。核近卵形，红棕色或黄棕色，先端具 5 小孔。果期 8~10 月。

【生境分布】生于山坡、丘陵、沟谷林中，或栽培。分布于安徽、浙江、江西、福建、湖北、湖南、广东、海南、广西、贵州、云南、西藏等地。

【性味功能】味甘、酸，性平。行气活血，养心安神，消食滞。

【用量用法】30~60 克，水煎服；鲜果，2~3 枚，嚼食；果核，15~24 克，

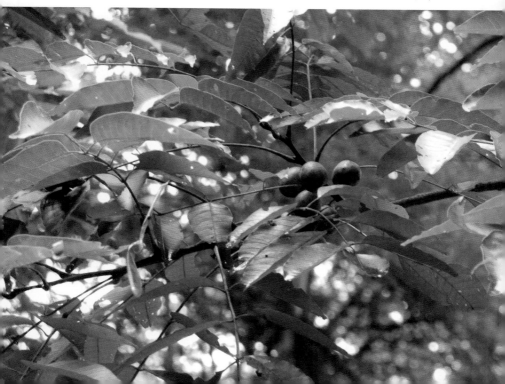

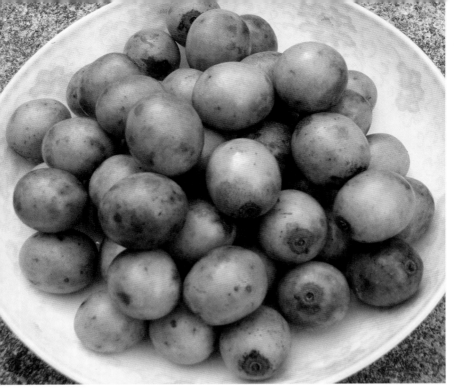

水煎服。外用适量；果核煅炭研末，调敷。

【民间验方】 *1.* 慢性支气管炎：南酸枣 250 克，炖肉吃。

*2.* 食滞腹胀：南酸枣果实连皮带肉于饭前半小时嚼服，连服 6~10 粒，每日 2~3 次；或服用酸枣糕。

*3.* 神经衰弱、失眠：鲜南酸枣果核适量，洗净，晒干，做枕头用。

*4.* 烫伤：南酸枣果核适量，烧灰存性，研末，茶油调涂患处。

【典籍说药】《中华本草》："行气活血，养心安神，消积，解毒。主治气滞血瘀，胸痛，心悸气短，神经衰弱，失眠，支气管炎，食滞腹满，腹泻，疝气，烫火伤。"

## ▶柚 皮

【别　　名】柚子皮、橙子皮、五爪红、化橘红。

【来　　源】为芸香科植物柚 *Citrus grandis*（L.）Osbeck 的果皮。

【形态特征】常绿乔木。果皮多为 5~7 瓣，少有单瓣者。皮片边缘略向内卷曲；外表面黄绿色至黄棕色，有时呈微金黄色，极粗糙，有多数凹下的圆点及突起的油点；内表面白色，稍软而有弹性，呈棉絮状。果熟期 9~11 月。

【生境分布】全国各地均产。

【性味功能】味辛、甘、苦，性温。宽中理气，止咳化痰。

【用量用法】6~9 克，水煎服；外用适量，煎水洗患处。

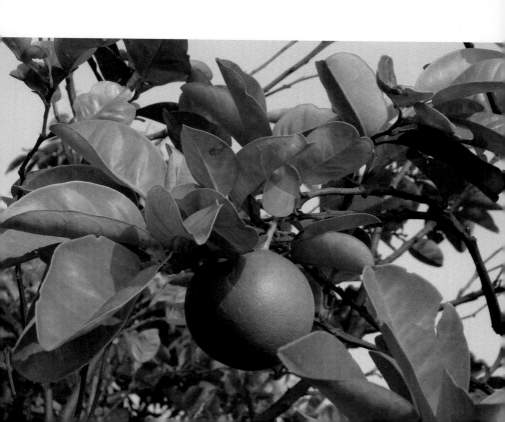

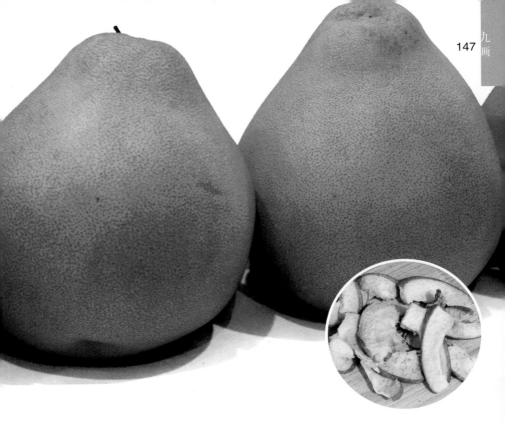

【使用禁忌】孕妇忌服。

【民间验方】 *1.* 消化不良：柚子皮 12 克，鸡内金、山楂肉各 10 克，砂仁 6 克，水煎服。

*2.* 小儿咳喘：柚子皮、艾叶各 6 克，甘草 3 克，水煎服。

*3.* 脚气病：陈柚子皮 250 克，陆英根、莛草各 60 克，煎水熏洗。

*4.* 冻疮：柚子皮、茄梗各适量，煎水熏洗患处。

【典籍说药】 *1.*《本草纲目》："消食快膈，散愤懑之气，化痰。"

*2.*《中华本草》："宽中理气，消食，化痰，止咳平喘。主治气郁胸闷、脘腹冷痛、食积、泻痢、咳喘、疝气。"

## ▶枳 壳

【别　　名】川枳壳、江枳壳、湘枳壳、苏枳壳。

【来　　源】为芸香科植物酸橙 *Citrus aurantium* L. 及其栽培变种
　　　　　　的未成熟果实。

【形态特征】常绿小乔木。果实呈近球形；外皮绿褐色或棕褐色，散有
　　　　　　众多小油点，中央有明显的花柱基痕或果柄痕。切面中果
　　　　　　皮厚，黄白色，边缘有棕黄色油点 1~2 列。瓤囊 7~12 瓣，
　　　　　　棕黄色或暗棕色，内藏种子。果期 6~11 月。

【生境分布】我国长江流域及其以南各省区均有栽培。

【性味功能】味苦、酸，性微寒。理气宽中，行滞消胀。

【用量用法】3~9 克，水煎服；外用适量，煎水洗患处。

【使用禁忌】《本草备要》："孕妇及气虚人忌用。"

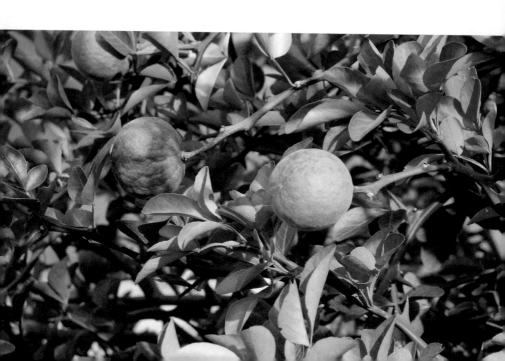

【民间验方】*1.* 胸膈痞满、痰湿食滞：枳壳 10 克，橘皮 9 克，生姜 3 片，水煎服。

*2.* 消化不良：枳壳（去瓤）30 克，鸡内金 6 克，水煎，饭前服。

*3.* 大便下血：枳壳 6 克，乌梅肉 9 克，黄连 1.5 克，共研细末，饭前开水冲下，分 2 次服。

*4.* 子宫脱垂：枳壳、蓖麻根各 15 克，水煎兑鸡汤服，每日 2 次。

---

【典籍说药】*1.*《药性论》："治遍身风疹，肌中如麻豆恶痒，主肠风痔疾，心腹结气，两胁胀虚，关膈拥塞。"

*2.*《开宝本草》："主风痒麻痹，通利关节，劳气咳嗽，背膊闷倦，散留结，胸膈痰滞，逐水，消胀满，大肠风，安胃，止风痛。"

*3.*《医学启源》："治胸中痞塞，泄肺气。《主治秘要》云，其用有四，破心下坚痞，一也；利胸中气，二也；化痰，三也；消食，四也。又云，破气。"

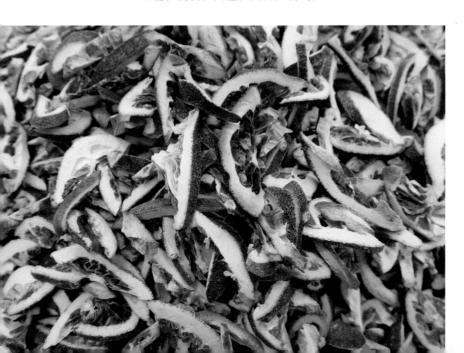

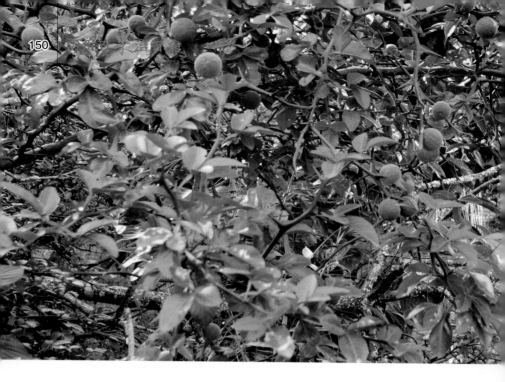

# ▶ 枳 实

【别　　名】鹅眼枳实。

【来　　源】为芸香科植物酸橙 *Citrus aurantium* L. 的幼果。

【形态特征】常绿小乔木。柑果呈近球形、球形或卵圆形；外表面黑绿色或暗棕绿色，具颗粒状突起和皱纹。顶部有明显的花柱基痕，基部有花盘残留或果梗脱落痕。切面中心有棕褐色的囊，呈车轮纹。果期 6~11 月。

【生境分布】长江流域及其以南各省区均有栽培。

【性味功能】味苦、辛，性微寒。破气消积，化痰散痞。

【用量用法】3~10 克，水煎服；外用适量，研末调涂患处。

【使用禁忌】《得配本草》："大损元气，非邪实者不可误用。孕妇及血虚者禁用。"

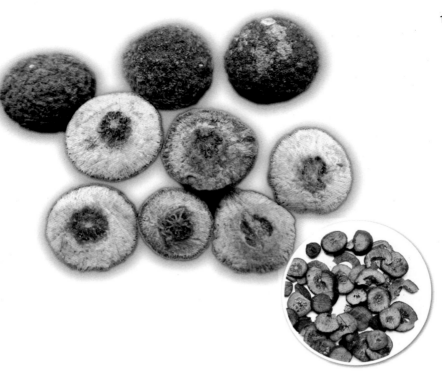

【民间验方】 *1.* 胸膈满闷作痛：枳实研末，每用 6 克，米汤送服。

*2.* 食欲不振：枳实 12 克，白术 10 克，水煎服。

*3.* 产后腹痛、胀满：枳实、赤芍各 9 克，水煎服。

*4.* 牙痛：枳实浸酒频含频漱。

【典籍说药】 *1.*《神农本草经》："主大风在皮肤中如麻豆苦痒；除寒热结，止痢，长肌肉，利五脏，益气轻身。"

*2.*《药性论》："解伤寒结胸，入陷胸汤用。主上气喘咳，肾内伤冷，阴痿而有气，加而用之。"

*3.*《医学启源》："《主治秘要》云，其用有四，主心下痞，一也；化心胸痰，二也；消宿食、散败血，三也；破坚积，四也。"

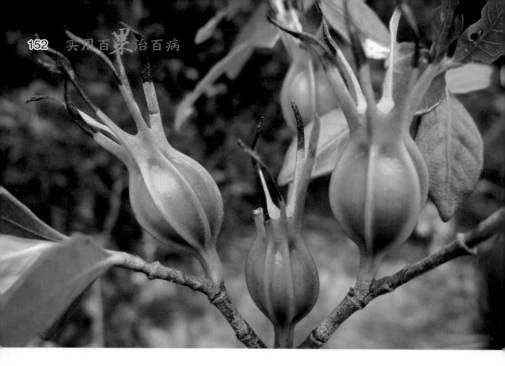

# ▶栀 子

【别　　名】支子、枝子、山枝子、山栀子、黄栀子。

【来　　源】为茜草科植物栀子 *Gardenia jasminoides* Ellis 的果实。

【形态特征】常绿灌木。果实倒卵形、椭圆形或长椭圆形；表面红棕色
　　　　　　或红黄色，有翅状纵棱 6~8 条，每二翅棱间有纵脉 1 条；
　　　　　　先端有残存宿萼，基部收缩成果柄状，末端有果柄痕；果
　　　　　　皮薄而脆，内表面鲜黄色或红黄色。种子多数。果期8~11月。

【生境分布】生于丘陵山地、山坡灌丛中，或栽培。分布于中南、西南，
　　　　　　以及江苏、安徽、江西、浙江、福建、台湾等地。

【性味功能】味苦，性寒。泻火除烦，清热利湿，凉血解毒。

【用量用法】5~10 克，水煎服；外用适量，捣烂敷，或研末调敷患处。

【使用禁忌】脾虚便溏、胃寒作痛者慎服。

【民间验方】1. 黄疸：鲜栀子 30 克，鲜牡荆根 30~60 克，水煎服。

2. 烦热不眠：栀子 7 粒，豆豉 14 粒，水煎服。

3. 鼻衄：栀子 15 克（炒黑），白茅根 15 克，童便少许，水煎服。

4. 扭伤挫伤：栀子研末，酌加面粉、鸡蛋清调匀敷患处。

---

【典籍说药】1.《神农本草经》："主五内邪气，胃中热气，面赤，酒泡，皶鼻，白癞赤癞，疮疡。"

2.《本草纲目》："治吐血衄血，血痢下血，血淋，损伤瘀血，及伤寒劳复，热厥头痛，疝气，汤火伤。"

3.《医林纂要·药性》："泻心火，安心神，敛相火妄行，滂三焦之水道。"

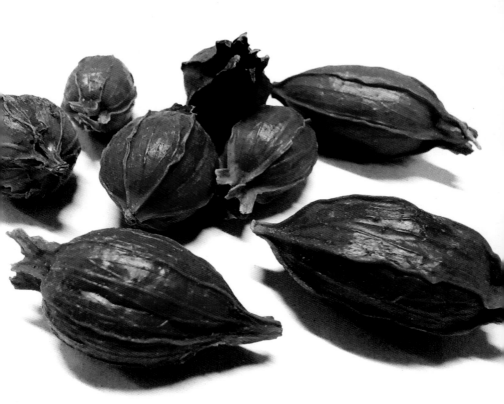

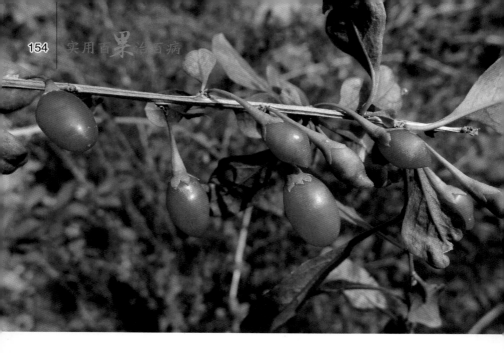

# ▶ 枸杞子

【别　　名】西枸杞、血枸杞、血杞子、津枸杞、枸杞果。

【来　　源】为茄科植物宁夏枸杞 *Lycium barbarum* Linn. 的果实。

【形态特征】灌木。果实呈长卵形或椭圆形，略扁；表面鲜红色或暗红色，有不规则皱纹，顶端略尖，有小凸起状的花柱痕，基部有白色的果柄痕；果皮柔韧，皱缩；果肉厚，柔润而有黏性。种子多数。果期6~11月。

【生境分布】生于沟渠边、山坡上，或栽培。分布于华北、西北等地。

【性味功能】味甘，性平。养肝，滋肾，润肺，明目。

【用量用法】5~15克，水煎服。

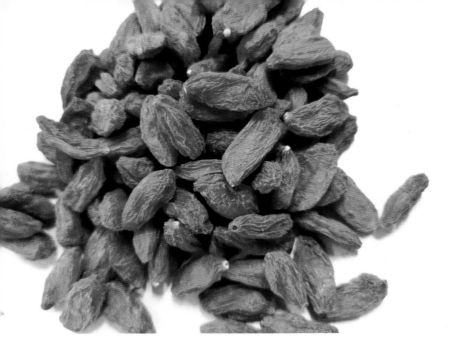

【使用禁忌】《本草经疏》："若病脾胃薄弱，时时泄泻者勿入。"

【民间验方】 *1.* 肾阴虚、头晕眼花：枸杞子25克，桂圆干10粒（去壳），海蛎干30克，水炖服。

*2.* 肾虚精亏阳痿：枸杞子15克，菟丝子12克，五味子6克，淫羊藿20克，水煎服。

*3.* 老人夜间咽干、少津：枸杞子30~40粒，每晚嚼烂吞服，连服20~30日。

*4.* 蛀牙痛：枸杞子15克，骨碎补30克，冰糖适量，水煎服。

【典籍说药】 *1.*《本草经集注》："补益精气，强盛阴道。"

*2.*《食疗本草》："坚筋，耐老，除风，补益筋骨，能益人，去虚劳。"

*3.*《本草纲目》："滋肾，润肺，明目。"

# ▶柠 檬

【别　　名】黎檬子、黎檬子、宜母子、里木子、黎檬干、药果、梦子、宜母果、柠果。

【来　　源】为芸香科植物柠檬 *Citrus limon* (L.) Burm. F. 的果实。

【形态特征】常绿灌木。果实为柑果，近圆形或椭圆形，先端有不发育的乳头状突起，黄色至朱红色，皮薄易剥，且有黏土味，瓤囊8~10瓣，味极酸。春、夏、秋三季均能结果，以春果为主。

【生境分布】原产于亚洲，我国南部多有栽培。

【性味功能】味酸、甘，性凉。生津止渴，和胃安胎。

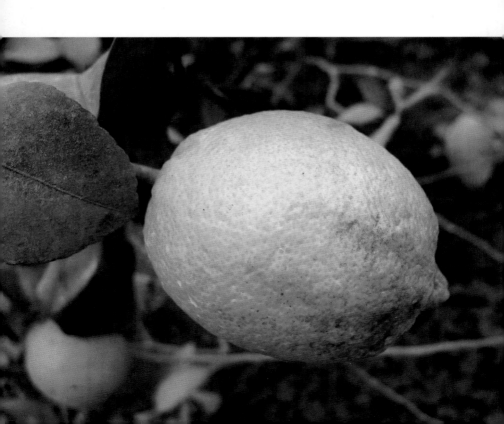

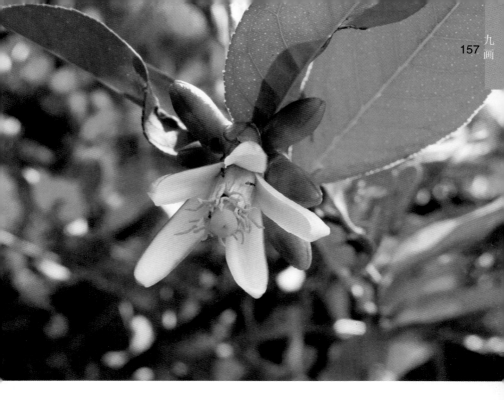

【用量用法】适量，鲜品绞汁饮，或生食。

【民间验方】*1.* 高血压、咽痛口干：柠檬 1 个，荸荠 10 个，水煎服，每日 1 次。

*2.* 急性胃肠炎、腹泻、呕吐、食后饱胀、呃逆：柠檬煮熟，去皮晒干，装入瓷罐中，用盐适量腌制，贮藏日久者更佳，每次用 1 个，开水冲服。

*3.* 脘腹气滞痞胀、噫气少食：柠檬、香附、厚朴各 10 克，水煎服。

*4.* 暑热烦渴：柠檬、甘蔗各 100 克，绞汁饮。

【典籍说药】*1.*《食物考》："浆饮渴瘳，孕妇宜食，能辟暑。"

*2.*《粤语》："以盐腌，可治伤寒痰火。"

*3.*《本草纲目拾遗》："腌食，下气和胃。"

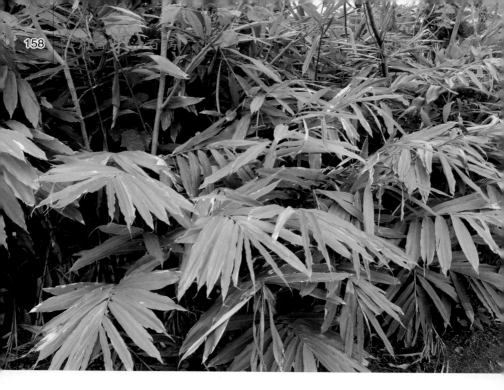

# ▶砂 仁

【别　　名】缩砂、缩砂仁、春砂仁、阳春砂、阳春砂仁。

【来　　源】为姜科植物砂仁 *Amomum villosum* Lour. 的成熟果实或种子。

【形态特征】多年生草本。果实椭圆形、卵圆形或卵形，具不明显的3钝棱；表面红棕色或褐棕色，密被弯曲的刺状突起，先端具突起的花被残基，基部具果柄痕或果柄；果皮较薄，易纵向开裂，内分3室，种子多数，集结成团。果期7~9月。

【生境分布】生于山沟林下阴湿处，或栽培。分布于福建、广东、广西、云南等地。

【性味功能】味辛，性温。化湿开胃，行气宽中，温脾止泻，安胎。

【用量用法】3~6克，水煎服，后下。

【使用禁忌】《得配本草》："孕妇气虚，血热胎动，肺热咳嗽，气虚肿满，四者禁用。"

【民间验方】*1.* 清化暑湿：砂仁、藿香、木瓜各9克，扁豆15克，茵陈、薏苡仁各20克，水煎服。

*2.* 胎动不安、腹中痛：砂仁、当归各9克，党参20克，白术10克，白芍12克，水煎服，每日1~2剂。

*3.* 妊娠呕吐：砂仁5克，紫苏梗8克，水煎服。

*4.* 牙齿常疼痛：砂仁常嚼服。

- - - - - - - - - - - - - - - - - - - - - - - - - - - - - - - - - - - - - - - - - - - - - - - - - - - - - - - - - - -

【典籍说药】*1.*《药性论》："主冷气腹痛，止休息气痢，劳损，消化水谷，温暖脾胃。"

*2.*《本草纲目》："补肺醒脾，养胃益肾，理元气，通滞气，散寒饮胀痞，噎膈呕吐，止女子崩中，除咽喉口齿浮热，化铜铁骨哽。"

*3.*《医林纂要·药性》："润肾，补肝，补命门，和脾胃，开郁结。"

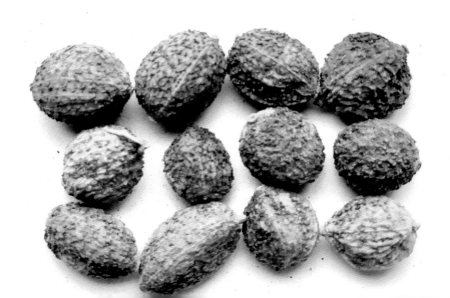

# ▶香 蕉

【别　　名】牙蕉、弓蕉。

【来　　源】为芭蕉科植物香蕉 *Musa nana* Lour. 的果实。

【形态特征】多年生草本。果实呈长圆形，略弯曲；果棱明显，有4~5棱，先端渐狭；果柄短，果皮青绿色；果肉细腻、甜滑。无种子。果期全年。

【生境分布】原产于我国南部，福建、台湾、广东、海南、广西、云南等地有栽培。

【性味功能】味甘，性寒。清热，润肺，滑肠，解毒。

【用量用法】1~4根，生食，或水炖服。

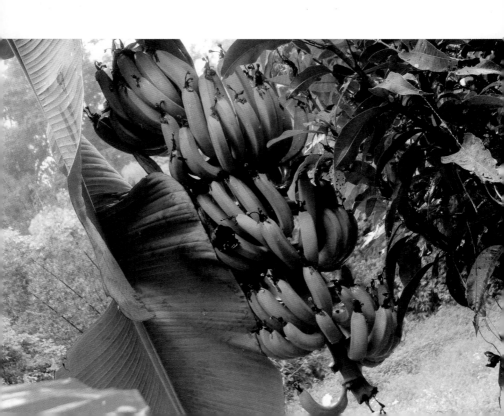

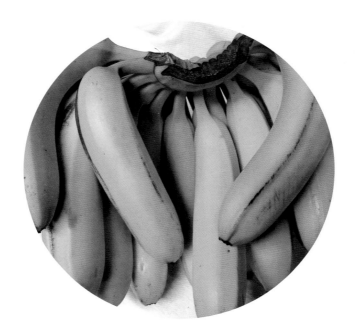

【使用禁忌】空腹时不宜食用。

【民间验方】*1.* 咳嗽日久：香蕉 1~2 根，冰糖炖服，每日 1~2 次，连服数日。

*2.* 胃溃疡：青香蕉烘干研末，每次服 6 克，每日 3 次，开水送服。

*3.* 扁桃体炎、痢疾：未成熟香蕉 2 根，切片，酌加冰糖炖服。

*4.* 痔疮出血、大便干结：香蕉 1~2 根，每日早晨空腹服。

【典籍说药】*1.*《日用本草》："生食破血，合金疮，解酒毒；干者解肌热烦渴。"

*2.*《本草纲目》："除小儿客热，压丹石毒。"

*3.*《本草求原》："止渴润肺解酒，清脾滑肠；脾火盛者食之，反能止泻止痢。"

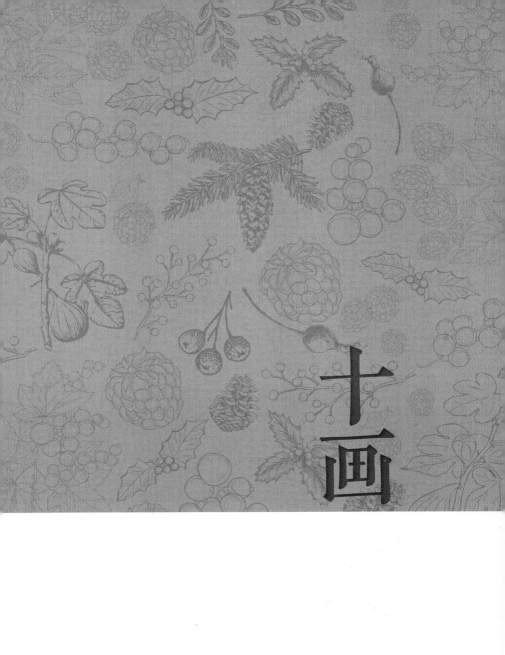

十一画

## ▶ 盐肤子

【别　　名】盐麸子、盐梅子、盐肤木子、油盐果、红盐果、盐酸果、盐酸白。

【来　　源】为漆树科植物盐肤木 *Rhus chinensis* Mill. 的果实。

【形态特征】落叶小乔木或灌木。核果呈球形，略压扁，被具节柔毛和腺毛，成熟时红色。果期 10 月。

【生境分布】生于向阳山坡、沟谷、灌丛、疏林中。除新疆、青海外，全国各地均有分布。

【性味功能】味酸、咸，性凉。生津润肺，降火化痰，敛汗止痢。

【用量用法】9~15 克，水煎服；外用适量，煎水洗，或研末调敷患处。

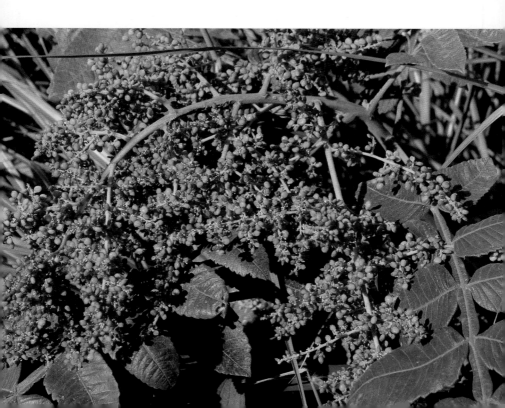

【民间验方】 1. 肺结核发热、咯血：炒盐肤子、地骨皮各 9 克，水煎服。

2. 肺虚久嗽胸痛：盐肤子研末，每晨服 3~9 克，开水送服。

3. 蛀牙痛：盐肤子研末，塞蛀孔即可。

4. 年久顽癣：盐肤子、王不留行各适量，焙干研末，麻油调擦患处。

【典籍说药】 1.《本草拾遗》："主头风白屑。"

2.《本草纲目》："生津降火，化痰，润肺滋肾，消毒，止痢，收汗。治风湿，眼病。"

3.《本草求原》："治下血，血痢，功同五倍。"

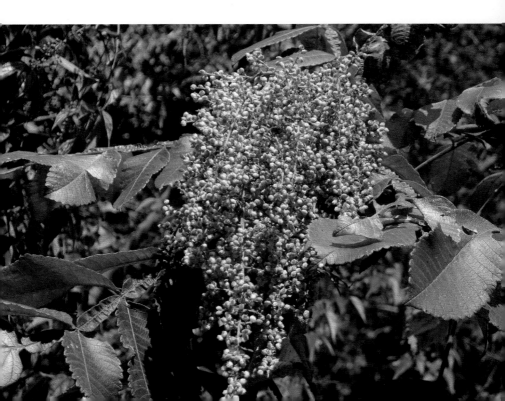

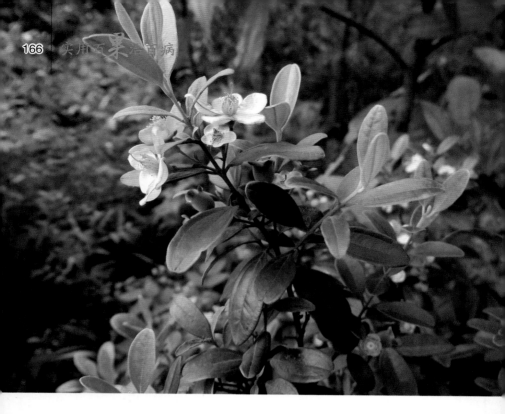

# ▶ 桃金娘

【别　　名】山菍、山稔子、豆稔干、稔果、岗稔、稔子、当梨子。

【来　　源】为桃金娘科植物桃金娘 *Rhodomyrtus tomentosa* (Ait.)
　　　　　　Hassk. 的果实。

【形态特征】灌木。果实呈长圆球形；表面土黄色或暗绿褐色，质较硬，
　　　　　　顶端有宿萼 5 片及花柱残迹，底部稍尖。断面子房 3 室，
　　　　　　内有种子多数。果期 7~9 月。

【生境分布】生于丘陵坡地、灌丛中。分布于西南、华南，以及福建、
　　　　　　台湾、湖南等地。

【性味功能】味甘、涩，性平。养血止血，涩肠固精。

【用量用法】6~15 克，水煎服。

【使用禁忌】大便秘结者忌服。

【民间验方】 *1.* 痢疾、便血：鲜桃金娘果30~60克，水煎，酌加蜂蜜调服。

*2.* 结肠炎：桃金娘果60克，土丁桂、铁苋菜各30克，水煎服。

*3.* 肾虚遗精：桃金娘果60克，莲子、芡实各30克，鸡蛋2个，加水600毫升，煮至蛋熟，取出剥壳，酌加红糖，再煮至糖溶，分2次临睡前趁热食蛋喝汤。

*4.* 烫火伤：桃金娘果煅存性，研末，调茶油涂抹患处。

【典籍说药】 *1.*《生草药性备要》："健大肠，亦治蛇伤。"

*2.*《本草纲目拾遗》："养血，明目。"

*3.*《本草求原》："止痢，赤白带，生肌止血。"

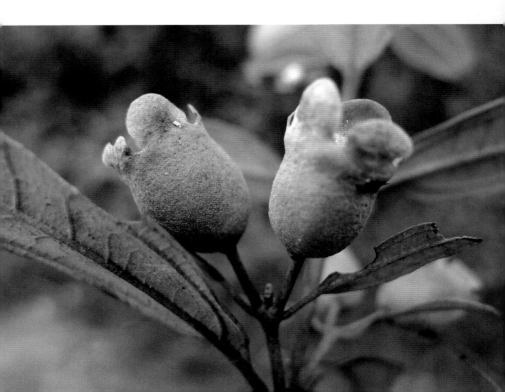

## ▶ 益智仁

【别　　名】益智子。

【来　　源】为姜科植物益智 *Alpinia oxyphylla* Miq. 的果实。

【形态特征】多年生草本。果实呈纺锤形或椭圆形，两端渐尖；表面棕
色或灰棕色，有凹凸不平的断续状隆起线，先端有花被残
基，基部残留果柄或果柄痕；果皮薄韧，与种子紧贴。种
子团3室，每室有种子6~11粒。果期5~8月。

【生境分布】生于林下阴湿处，或栽培。广东、海南、广西、云南、福
建等地有栽培。

【性味功能】味辛，性温。温脾止泻，固精缩尿，摄涎唾。

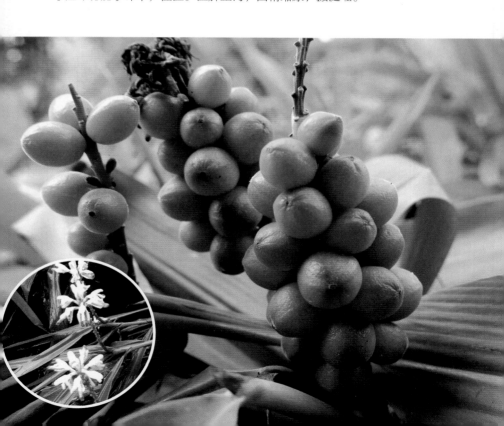

【用量用法】3~9 克，水煎服。

【使用禁忌】阴虚火旺者忌服。

【民间验方】*1.* 白浊：益智仁、乌药、石菖蒲、萆薢各 10 克，车前草
15 克，水煎服。

*2.* 疝痛：益智仁、小茴香各 10 克，乌药 9 克，青皮 6 克，
水煎服。

*3.* 小儿遗尿：益智仁、白茯苓各等量，研末，每服 3 克，
饭前米汤调服。

*4.* 小儿流涎不止：益智仁、白术各 6 克，吴茱萸 3 克，
水煎服。

【典籍说药】*1.*《本草拾遗》："止呕哕。《广志》云，含之摄涎秽。"

*2.*《本草纲目》："治冷气腹痛，及心气不足，梦泄、赤浊，
热伤心系，吐血、血崩。"

*3.*《本草备要》："能涩精固气，温中进食，摄涎唾，缩小便。
治呕吐泄泻，客寒犯胃，冷气腹痛，崩带泄精。"

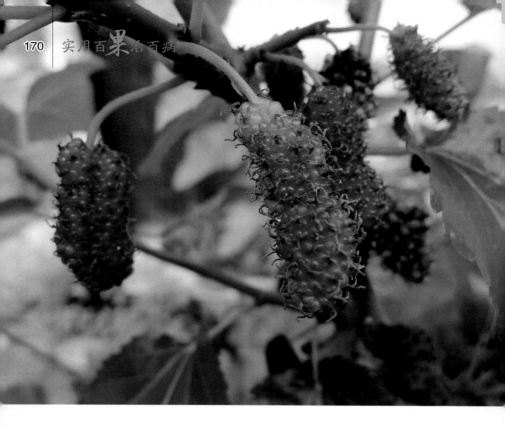

# ▶ 桑 椹

【别　　名】桑实、葚、乌椹、黑椹、桑枣、桑葚子、桑果。

【来　　源】为桑科植物桑 *Morus alba* L. 的果穗。

【形态特征】灌木或小乔木。聚花果由多数小瘦果聚合而成，呈长圆形、黄棕色、棕红色至暗紫色；具短果序梗。小瘦果卵圆形，稍扁，外具肉质花被片 4 枚，胚乳白色。果熟期 4~6 月。

【生境分布】生于山坡上、溪沟边、村庄周围，或栽培。全国大部分地区均有分布。

【性味功能】味甘、酸，性寒。滋阴补血，生津润燥。

【用量用法】9~15 克，水煎服，或熬膏、浸酒、生啖。

【使用禁忌】《本草经疏》："脾胃虚寒作泄者勿服。"

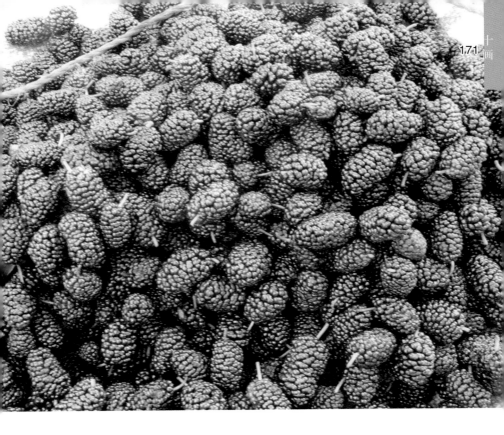

【民间验方】 *1.* 心肾衰弱不寐、或习惯性便秘：鲜桑椹 30~60 克，水煎服。

*2.* 神经衰弱、失眠健忘：桑椹 30 克，女贞子、夜交藤各 20 克，水煎服。

*3.* 高血压：桑椹、熟地黄、女贞子、地骨皮各 15 克，水煎服。

*4.* 饮酒中毒：桑椹 100 克，黄酒 300 毫升，浸泡 2 日，适量饮用。

---

【典籍说药】 *1.*《本草拾遗》："利五脏关节、通血气。久服不饥。"

*2.*《滇南本草》："益肾脏而固精，久服黑发明目。"

*3.*《随息居饮食谱》："滋肝肾，充血液，祛风湿，健步履，熄虚风，清虚火。"

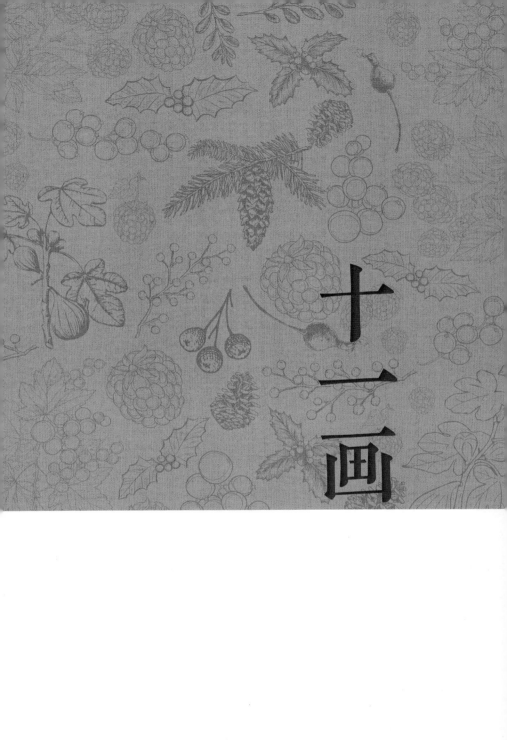

十二画

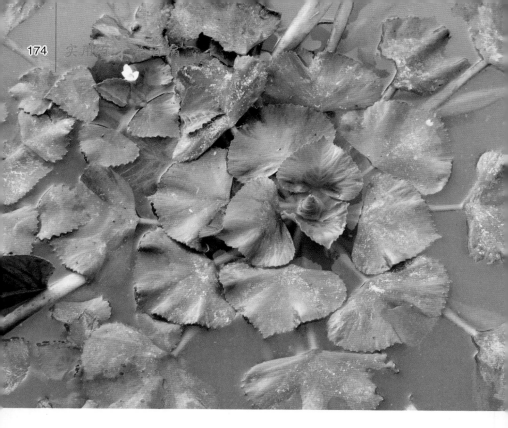

## ▶菱

【别　　名】菱角、沙角、水菱、菱实。

【来　　源】为菱科植物欧菱 *Trapa natans* L. 的果肉。

【形态特征】一年生水生草本。果实为稍扁的倒三角形，顶端中央稍
　　　　　　突起，两侧有刺；表面绿白或紫红色。果壳坚硬，木化。
　　　　　　果肉青灰色或类白色，富粉性。果期 9~10 月。

【生境分布】生于池塘河沼中。全国各地均有栽培。

【性味功能】味甘，性凉。健脾益胃，除烦止渴，解毒。

【用量用法】9~15 克，水煎服，或生食。

【使用禁忌】《医林纂要·药性》："多食寒中。"

【民间验方】 *1.* 解酒精中毒：鲜菱 250 克，连壳捣碎，加白糖 60 克，水煎后滤取汁液，一次服完。

*2.* 夏日伤暑、烦渴：菱肉 15~30 克，水煎，酌加白糖调服。

*3.* 月经过多：鲜菱 250 克，水煎去渣，酌加红糖调匀，分 2 次服完，连服数日。

*4.* 黄水疮：菱角烧存性，研末，酌加麻油调敷患处。

【典籍说药】 *1.*《名医别录》："主安中补脏，不饥轻身。"

*2.*《本草纲目》："解伤寒积热，止消渴，解酒毒、射罔毒。"

*3.*《食物考》："生啖宽中，清胃除热。老则甘香，补中益气。生者解酒。"

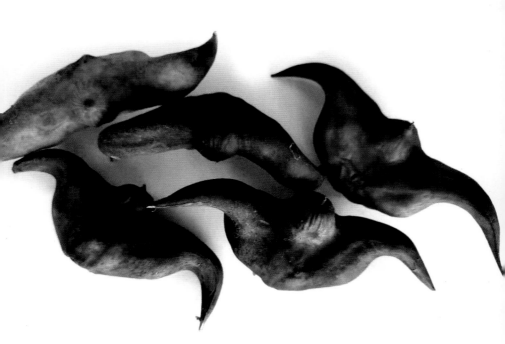

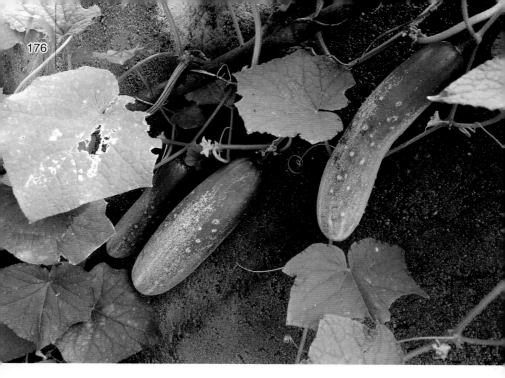

# ▶ 黄 瓜

【别　　名】胡瓜、王瓜、刺瓜。

【来　　源】为葫芦科植物黄瓜 *Cucumis sativus* L. 的果实。

【形态特征】一年生蔓生草本。果实呈长圆形或圆柱形，熟时黄绿色。
表面粗糙，具有刺尖的瘤状凸起，极稀近于平滑。种子多数。
果期夏、秋二季。

【生境分布】全国各地均有栽培。

【性味功能】味甘，性凉。清热，利水，解毒。

【用量用法】适量，煮熟，或生食，或绞汁服；外用适量，生擦，或捣
汁涂患处。

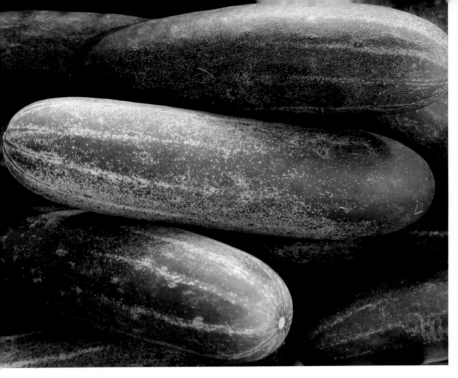

【使用禁忌】《滇南本草》："动寒痰，胃冷者食之，腹痛吐泻。"

【民间验方】1. 中暑：黄瓜适量，蛏干30克，水煎服。

2. 小便不利：黄瓜1条捣汁，酌加蜂蜜调服，每日2~3次。

3. 痤痱：黄瓜1条，切作段子，擦痱子上。

4. 蜂螫伤：老黄瓜捣汁频涂患处。

【典籍说药】1.《日用本草》："除胸中热，解烦渴，利水道。"

2.《滇南本草》："解疮癣热毒，消烦渴。"

3.《本经逢原》："清热利水，善解火毒。"

## ▶ 黄皮果

【别　　名】黄皮子、黄檀子、黄弹子、金弹子、黄淡、黄段。

【来　　源】为芸香科植物黄皮 *Clausena lansium* (Lour.) Skeels 的成熟果实。

【形态特征】常绿灌木或小乔木。果实为浆果，呈球形、扁圆形；外表面淡黄色至暗黄色，密被毛；果肉较薄。种子绿色。果期 7~9 月。

【生境分布】我国西南，以及福建、台湾、广东、海南、广西等地有栽培。

【性味功能】味辛、甘、酸，性微温。行气，消食，化痰。

【用量用法】15~30 克，水煎服。

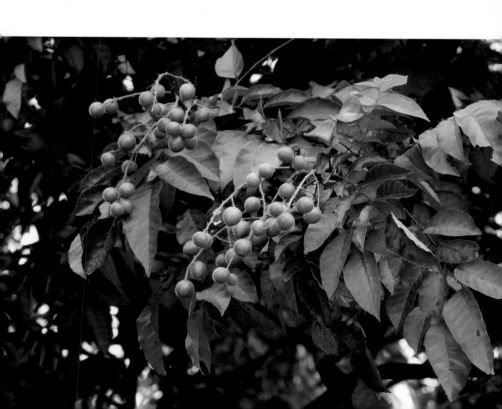

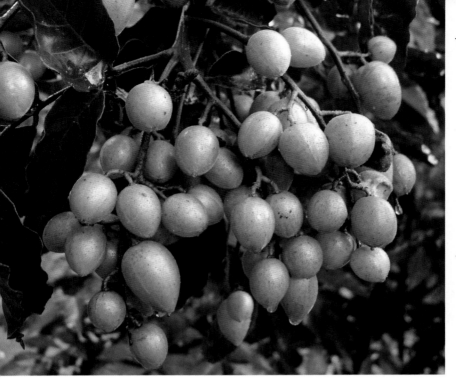

【使用禁忌】不宜多食，易生热。

【民间验方】1. 痰咳哮喘：盐腌黄皮果 15 克，水炖服。

2. 食积胀满：盐腌黄皮果 15~30 克。水炖服。

3. 食积不化：黄皮果、生麦芽各 30 克，山楂 20 克，水煎服。

4. 疝痛：黄皮果、橘核各 9~15 克，水煎服。

【典籍说药】1.《广志》："消食，顺气，除暑热。"

2.《食物本草》："主呕逆痰水，胸膈满痛，蛔虫上攻，心下痛。"

3.《本草求原》："行气。嫩者腌晒干，醒酒开胃。"

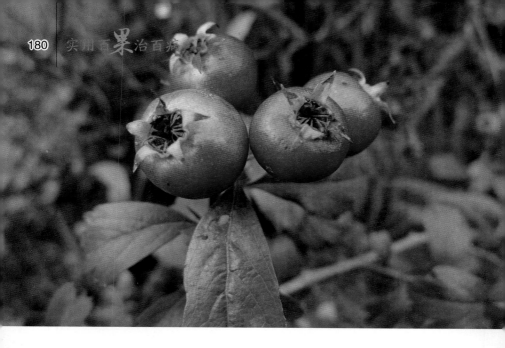

# ▶ 野山楂

【别　　名】南楂、南山楂、小叶山楂。

【来　　源】为蔷薇科植物野山楂 *Crataegus cuneats* Sieb. et Zucc. 的
　　　　　　果实。

【形态特征】落叶灌木。梨果呈球形或梨形；表面棕色至棕红色，有灰
　　　　　　白色小斑点，顶端有圆形凹窝状宿存花萼，基部有短果柄
　　　　　　或果柄痕；果肉薄，果皮常皱缩。种子5粒。果期8~10月。

【生境分布】生于向阳山坡或山地灌木丛中。主产于江苏、浙江、福建、
　　　　　　江西、安徽、湖南、湖北、河南、云南、贵州、四川、广西、
　　　　　　广东等地。

【性味功能】味酸、甘，性微温。消食健脾，行气散瘀，化浊降脂。

【用量用法】3~10克，水煎服；外用适量，煎水洗，或捣烂敷患处。

【使用禁忌】脾胃虚弱者及孕妇慎服。

【民间验方】*1.*高血压、高胆固醇血症、高脂血症：野山楂60~100克，
　　　　　　丹参、夏枯草各50克，水煎代茶。

2. 食积腹胀：野山楂 30 克，莱菔子 15 克，捣碎，开水冲泡代茶。

3. 消化不良：野山楂、炒麦芽、焦神曲各 10 克，水煎服。

4. 产后腹痛：野山楂、黄酒各 60 克，红糖 15 克，水炖服。

【典籍说药】《中华本草》："健脾消食，活血化瘀。主治食滞肉积，脘腹胀痛，产后瘀痛，漆疮，冻疮。"

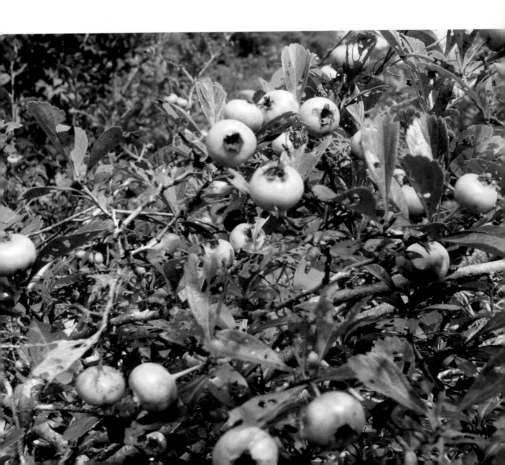

## ▶蛇床子

【别　　名】蛇床仁、蛇床实、野茴香。

【来　　源】为伞形科植物蛇床 *Cnidium monnieri* (Linn.) Cuss. 的成熟果实。

【形态特征】一年生草本。果实为双悬果，呈椭圆形；表面灰黄色或灰褐色，顶端有 2 枚向外弯曲的柱基，基部偶有细梗。悬果瓣的背面有薄而突起的纵棱 5 条，接合面平坦，可见 2 条棕色略突起的纵棱线，其中夹有一条浅色状物。果皮松脆。果期 5~7 月。

【生境分布】生于山坡、荒野、路旁、溪沟边湿地。分布几遍全国。

【性味功能】味辛、苦，性温。温肾壮阳，祛风止痒，燥湿杀虫。

【用量用法】3~9 克，水煎服；外用适量，煎水洗，或研末调敷患处。

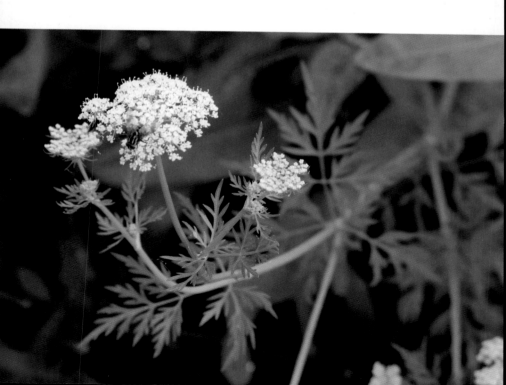

【使用禁忌】《本经逢原》："肾火易动，阳强精不固者勿用。"

【民间验方】*1.* 阳痿不育、宫冷不孕：蛇床子、菟丝子各15克，淫羊藿、熟地黄各12克，金樱子、肉桂各9克，水煎服。

*2.* 肾虚阳痿、遗精、尿频：蛇床子12克，菟丝子15克，五味子10克，水煎服。

*3.* 妇人阴痒：蛇床子30克，白矾6克，煎水，频洗。

*4.* 阴囊湿疹：蛇床子、地肤子、马齿苋、一枝黄花各适量，煎水熏洗患处。

【典籍说药】*1.*《神农本草经》："主妇人阴中肿痛，男子阴痿湿痒，除痹气，利关节，癫痫，恶疮。久服轻身。"

*2.*《名医别录》："温中下气，令妇人子脏热，男子阴强，好颜色，令人有子。"

*3.*《药性考》："散寒，补肾，强阳，益阴，祛风燥湿，除痹腰疼，疗癣疥癫，专益命门。"

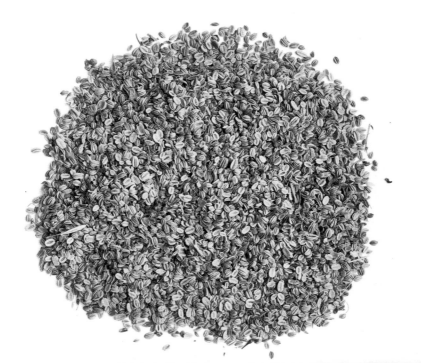

## ▶ 梨

【别　　名】梨子、麻安梨。

【来　　源】为蔷薇科植物沙梨 *Pyrus pyrifolia* (Burm.f.) Nakai 的果实。

【形态特征】乔木。果实近球形，先端微向下陷，无宿萼；表面浅褐色或棕褐色，有浅色斑点；果肉厚，黄棕色，粗糙，略呈颗粒状。横切面的中部可见 5 室，每室具种子 1 粒。果期 8~10 月。

【生境分布】生于温暖而多雨的地区。分布于长江流域以南及淮河流域等地。

【性味功能】味甘、微酸，性凉。清肺化痰，生津止渴。

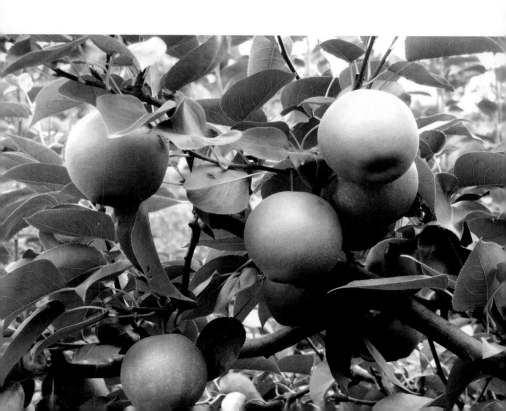

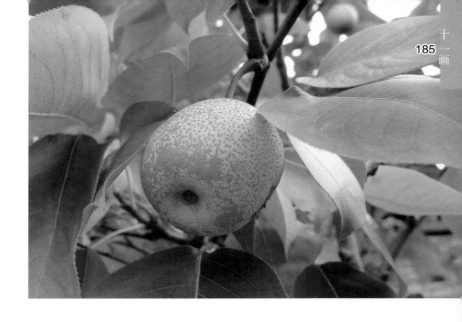

【用量用法】15~30 克，水煎服，或生食 1~2 个，或捣汁，或蒸服，或熬膏；外用适量，捣敷，或捣汁点眼。

【使用禁忌】《名医别录》："多食令人寒中，金疮、乳妇尤不可食。"

【民间验方】1. 慢性喉炎：梨 1 个，去皮挖心，装入川贝母末 2~3 克，酌加冰糖，水炖服。

2. 支气管炎：梨 1 个，去皮挖心，装入川贝母末 9 克、冰糖 30 克，放入碗中，酌加清水，隔水蒸熟食用，每日早晚各 1 次。

3. 虚火咳嗽：梨 1 个，挖去梨核，加入蜂蜜 60 克，蒸熟，晚睡前服。

4. 醉酒：鲜梨适量榨汁服。

【典籍说药】1.《千金·食治》："除客热气，止心烦。"

2.《食鉴本草》："润肺，凉心，消痰，降火，解疮毒、酒毒。"

3.《随息居饮食谱》："清胃，涤热息风，化痰已嗽，养阴濡燥，散结通肠，消痈疽，解烟煤、炙煿、高粱、麦蘖诸毒，治温暑等疴。"

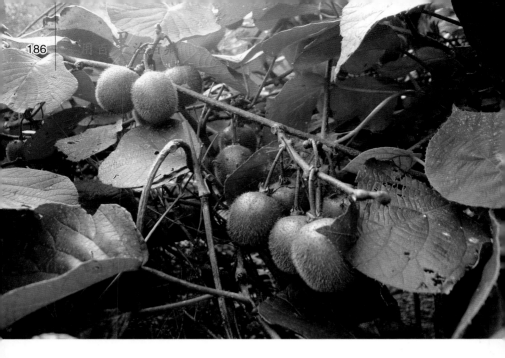

# ▶ 猕猴桃

【别　　名】藤梨、猕猴梨、猴仔梨、杨桃、绳桃、山洋桃、毛桃子、中华猕猴桃。

【来　　源】为猕猴桃科植物猕猴桃 *Actinidia chinensis* Planch. 的果实。

【形态特征】藤本。浆果呈卵圆形、倒卵形或长圆形；表面黄褐色或绿褐色，被茸毛、长硬毛或刺毛状长硬毛，有的秃净，具小而多的淡褐色斑点，先端喙不明显，微尖；果肉外部绿色，内部黄色。有香气。种子细小。果期 8~9 月。

【生境分布】生于山地林间、灌丛中，或栽培。分布于中南，以及陕西、四川、江苏、安徽、浙江、江西、福建、贵州、云南等地。

【性味功能】味甘、酸，性寒。解热，止渴，健胃，通淋。

【用量用法】30~60 克，水煎服，或生食，或榨汁饮。

【使用禁忌】脾胃虚寒者慎服。

【民间验方】*1.* 食欲不振、消化不良：猕猴桃干果 30~60 克，水煎服。

*2.* 烦热口渴：猕猴桃 30 克，水煎服。

*3.* 食管癌、胃癌、肠癌：猕猴桃、白花蛇舌草、半边莲、半枝莲、生薏苡仁各 30 克，生姜 3 片，水煎代茶。

【典籍说药】*1.*《食疗本草》："取瓤和蜜煎作煎。去烦热，止消渴。"

*2.*《本草拾遗》："主骨节风，瘫缓不随，长年变白，野鸡肉痔病，调中下气。"

*3.*《开宝本草》："止暴渴，解烦热。压丹石，下石淋。热壅反胃者，取汁和生姜汁服之。"

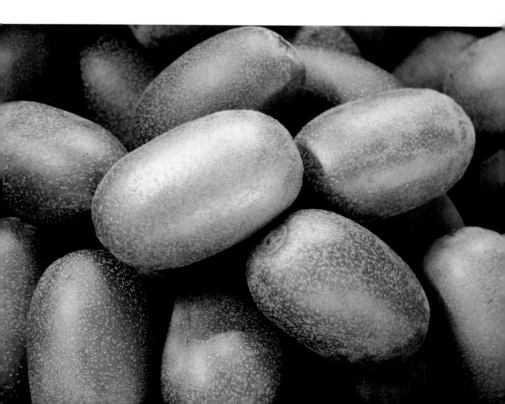

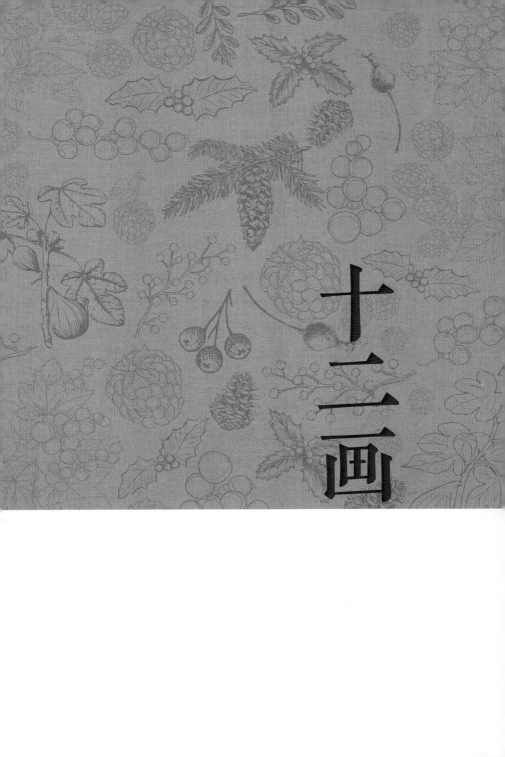

十二画

# ▶ 葫 芦

【别　　名】匏、匏瓜、壶、甜瓠、瓠匏、葫芦瓜、壶芦。

【来　　源】为葫芦科植物葫芦 *Lagenaria siceraria* (Molina)Standl. 的果实。

【形态特征】一年生攀缘草本。果实初为绿色，后变白色至带黄色；果形变形较大，因不同变种和品种而异，有呈哑铃状、扁球形、棒状或杓状；成熟后果皮变木质。种子多数。果期 8~9 月。

【生境分布】全国各地广泛栽培。

【性味功能】味甘、淡，性平。利水，消肿，通淋，散结。

【用量用法】9~30 克，水煎服。

【使用禁忌】中寒者忌服。

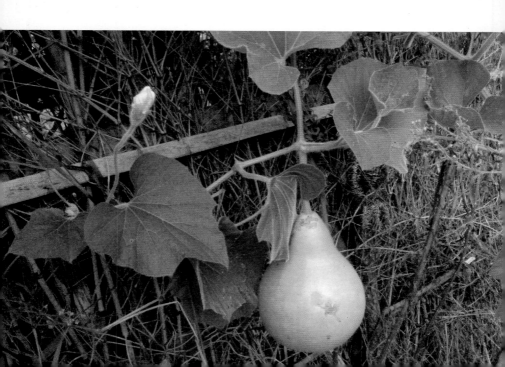

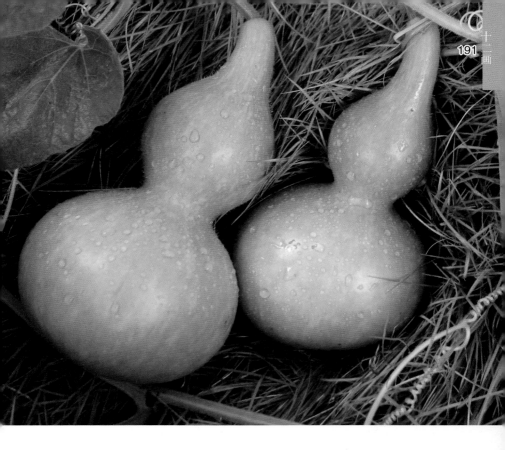

【民间验方】 1. 高血压：鲜葫芦捣取汁，酌加蜂蜜调匀，每服半杯至 1 杯，每日 2 次。

2. 糖尿病：鲜葫芦 250 克，水煎代茶。

3. 心中烦热、夜寐不安：鲜葫芦 60 克，连皮带瓤，水煎服。

4. 脚气浮肿：葫芦 30 克，鲫鱼 60~120 克。煮食。

【典籍说药】 1.《本草经集注》："利水道。"

2.《饮膳正要》："主消水肿，益气。"

3.《滇南本草》："苦能下水，令人吐，除面目风邪，四肢浮肿；甜能利水，通淋，除心肺烦热。"

# ▶ 葡 萄

【别　　名】蒲陶、赐紫樱桃、琐琐葡萄、山葫芦、索索葡萄、葡萄秋。

【来　　源】为葡萄科植物葡萄 *Vitis vinifera* L. 的果实。

【形态特征】高大缠绕藤本。浆果呈卵圆形至卵状长圆形，富汁液，熟时紫黑色或红而带青色，外被蜡粉。干品均皱缩；表面淡黄绿色至暗红色；顶端有残存柱基，微凸尖，基部有果柄痕。果期 9~10 月。

【生境分布】原产于亚洲西部，我国各地均有栽培。

【性味功能】味甘、酸，性平。补气血，强筋骨，利小便。

【用量用法】15~30g，水煎服，或捣汁，或熬膏，或浸酒。

【使用禁忌】多食令人泄泻、生内热，故不宜多食。

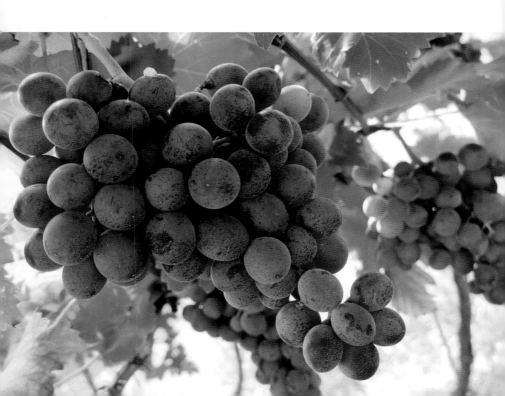

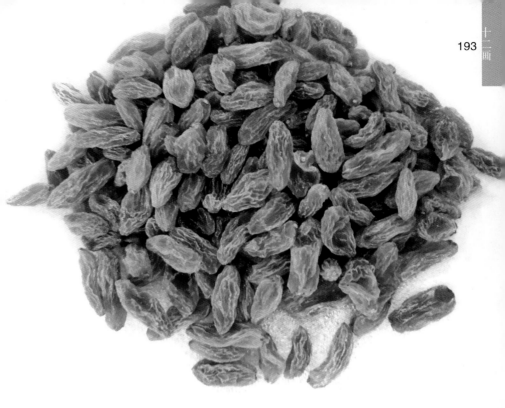

【民间验方】 *1.* 气血不足、心悸神疲、盗汗：葡萄干、龙眼肉各 30 克，
水煎服。

*2.* 热淋：葡萄汁、藕汁各适量，酌加蜂蜜调服。

*3.* 胎动不安：葡萄干 50 克，杜仲 10 克，水煎服。

*4.* 妇人脏躁（属肝肾阴虚证者）：葡萄干、枸杞子各 30 克，
山茱萸 20 克，猪瘦肉 50 克，水炖服。

- - - - - - - - - - - - - - - - - - - - - - - - - - - - - - - - - - - - - - - - - - - - - - - - - - - - - - - - -

【典籍说药】 *1.*《神农本草经》："主筋骨湿痹，益气倍力，强志，令
人肥健耐饥，忍风寒。久食轻身，不老延年。可作酒。"

*2.*《药性论》："除肠间水气，调中治淋，通小便。"

*3.*《随息居饮食谱》："补气，滋肾液，益肝阴，强筋骨，
止渴，安胎。"

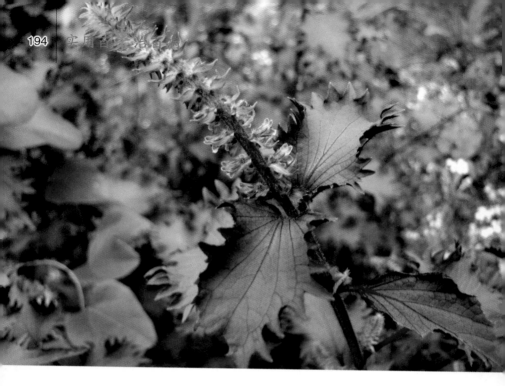

# ▶ 紫苏子

【别　　名】苏子、任子、黑苏子、铁苏子。

【来　　源】为唇形科植物紫苏 *Perilla frutescens* (Linn.) Britt. 的
果实。

【识别要点】一年生草本。小坚果卵圆形或类球形；表面灰棕色或灰褐
色，有微隆起的暗紫色网状花纹，基部稍尖，有灰白色点
状果梗痕。种子黄白色，种皮膜质，子叶 2 枚，类白色。
果期 7~9 月。

【生境分布】全国各地广泛栽培。

【性味功能】味辛，性温。降气，消痰，平喘，润肠。

【用量用法】5~10 克，水煎服。

【使用禁忌】《本经逢原》：“性主疏泄，气虚久嗽，阴虚喘逆，脾虚
便溏者皆不可用。”

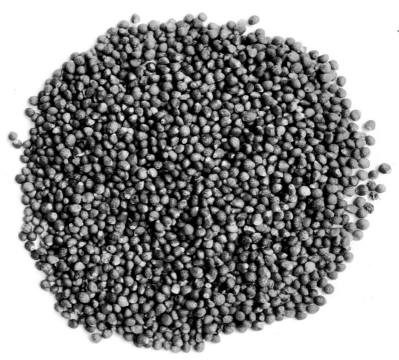

【民间验方】*1.* 痰嗽气喘：紫苏子 9~15 克，冰糖适量，水炖服。

　　　　　　*2.* 支气管哮喘（属热哮证者）：紫苏子 10 克，白果、黄芩、款冬花各 9 克，桑白皮 15 克，麻黄绒、甘草各 3 克。水煎服。

　　　　　　*3.* 支气管炎、喘咳痰多：紫苏子、制半夏、陈皮各 9 克，生姜 6 克，水煎服。

　　　　　　*4.* 食蟹中毒：紫苏子捣汁饮之。

【典籍说药】*1.*《名医别录》： "主下气，除寒中。"

　　　　　　*2.*《本草纲目》： "治风顺气，利膈宽肠，解鱼蟹毒。"

　　　　　　*3.*《本草经疏》： "定喘，消痰，降气。"

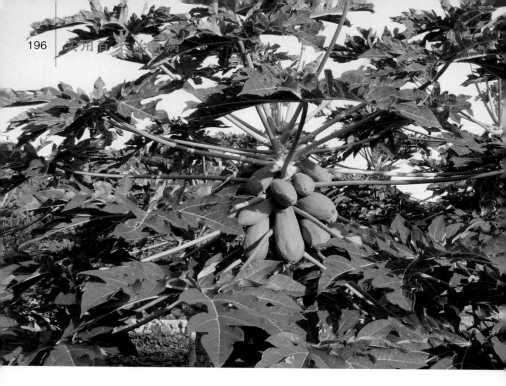

# ▶ 番木瓜

【别　　名】石瓜、万寿果、乳瓜、番瓜、木瓜、土木瓜、木冬瓜、万
　　　　　　寿匏、奶匏。

【来　　源】为番木瓜科植物番木瓜 *Carica papaya* L. 的果实。

【形态特征】软木质常绿小乔木。浆果呈长圆形或矩圆形，成熟时棕黄
　　　　　　色或橙黄色，有10条浅纵槽，果肉厚，黄色，有白色浆汁，
　　　　　　内壁着生多数黑色种子。果期全年。

【生境分布】原产于美洲热带地区，我国福建、台湾、广东、海南、广西、
　　　　　　云南等地有栽培。

【性味功能】味甘，性平。消食下乳，除湿通络，解毒驱虫。

【用量用法】9~15克，水煎服，或鲜品适量生食；外用适量，取汁涂，
　　　　　　或研末撒患处。

【民间验方】1. 胃脘痛：鲜番木瓜50~100克，猪瘦肉适量，水炖服。

2. 乳汁稀少：鲜番木瓜适量，猪蹄 1 只，水炖服。

3. 蜈蚣咬伤：鲜番木瓜果汁涂患处。

4. 顽固性下肢溃疡：鲜番木瓜 60 克，薏苡仁 30 克，猪蹄 1 只，水炖服。

---

【典籍说药】1.《本草纲目拾遗》："治鳖瘕，解食毒水毒。"

2.《全国中草药汇编》："消食健胃，滋补催乳，舒筋通络。主治脾胃虚弱，食欲不振，乳汁缺少，风湿关节疼痛，肢体麻木，胃、十二指肠溃疡疼痛。"

## ▶ 番石榴果

【别　　名】拿炮果、喇叭果、番稔、那勃。

【来　　源】为桃金娘科植物番石榴 *Psidium guajava* Linn. 的成熟果实。

【形态特征】落叶乔木。果实为浆果，球形、卵圆形或梨形。鲜时青绿色或淡黄绿色，干者黑褐色；表面稍粗糙，先端有宿存萼片；果肉白色及黄色。种子多数。果期 8~11 月。

【生境分布】原产于美洲，我国福建、台湾、广东、海南、广西、云南、四川等地有栽培，有时逸为野生。

【性味功能】味甘、涩，性平。健脾消食，涩肠止泻。

【用量用法】3~9 克，水煎服；或生食，每次 2~3 枚，每日 2~3 次。

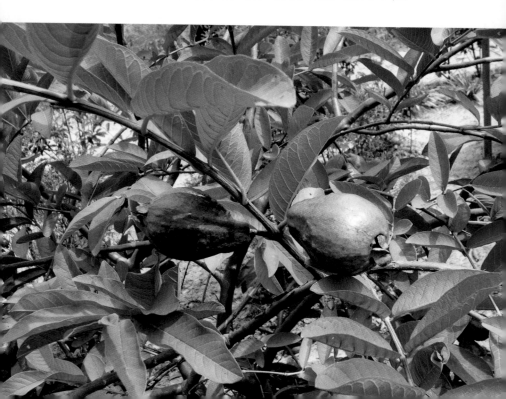

【使用禁忌】热毒血痢忌服。

【民间验方】1. 腹泻：番石榴果、金荞麦、鬼针草各 9~15 克，水煎服。

2. 血崩：番石榴干果烧灰存性，研末，每服 9 克，开水送下。

3. 小儿疳积、食欲不振：隔年番石榴干果 10 克，水煎服。

4. 寻常疣：鲜番石榴果皮频擦患处。

【典籍说药】1.《全国中草药汇编》："收敛止泻，消炎止血。主治急、慢性肠炎，痢疾，小儿消化不良。"

2.《中华本草》："健脾消积，涩肠止泻。主治食积饱胀，疳积，腹泻，痢疾，脱肛，血崩。"

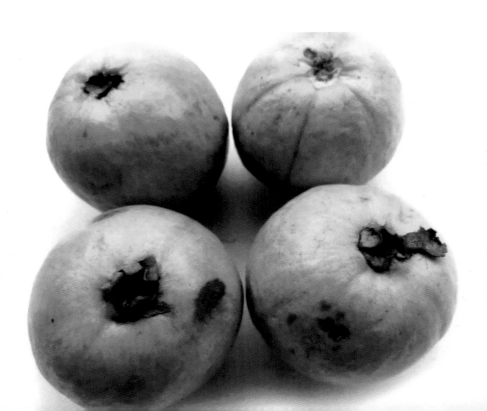

## ▶ 番 茄

【别　　名】西红柿、洋柿子、番柿、番李子。

【来　　源】为茄科植物番茄 *Lycopersicon esculentum* Mill. 的新鲜果实。

【形态特征】一年或多年生草本。浆果呈扁球状或近球状，肉质而多汁；外表面橘黄色或鲜红色，光滑。种子多数。果期夏、秋二季。

【生境分布】原产于秘鲁，我国大部分地区均有栽培。

【性味功能】味酸、甘，性微寒。生津止渴，健胃消食。

【用量用法】适量，生食，或煎汤服。

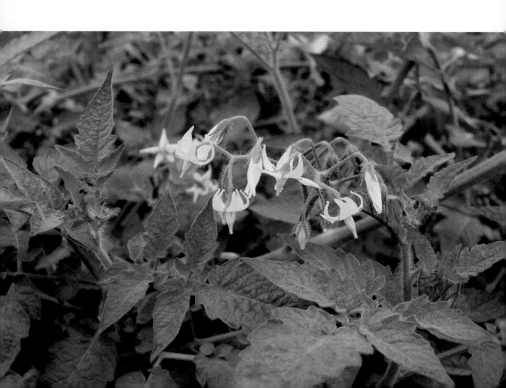

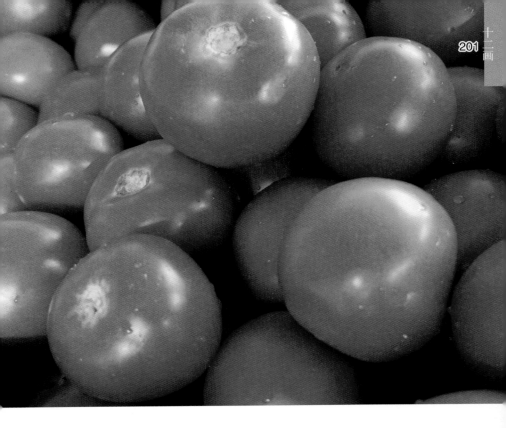

【民间验方】 *1.* 高血压、眼底出血：鲜番茄每日早晨空腹时生吃 1~2 个，15 日为 1 个疗程。

*2.* 热病口渴：番茄 1~2 个，去皮生吃。

*3.* 咽干舌燥、热咳：番茄 250 克（去皮切块），白砂糖 25 克，拌匀，约 1 小时后空腹食。

*4.* 醉酒：番茄汁，1 次饮用 200 毫升左右。

【典籍说药】《中华本草》："生津止渴，健胃消食。主治口渴，食欲不振。"

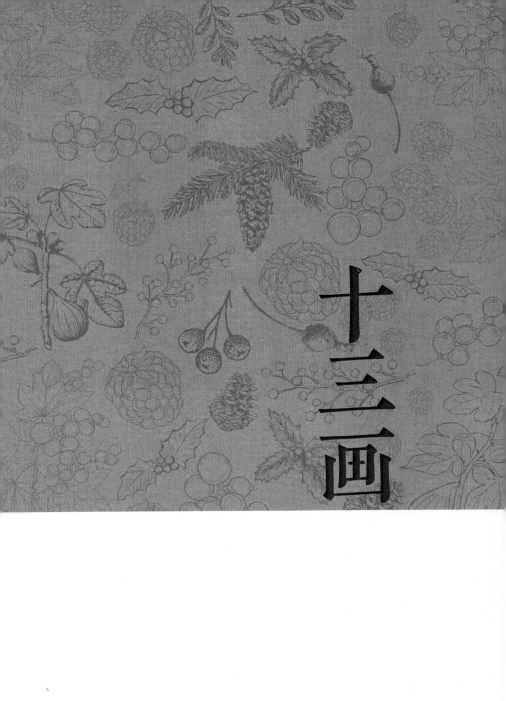

十三画

# ▶槐 角

【别　　名】槐实、槐子、槐荚、槐豆、槐角子、槐连灯、天豆、槐连豆。

【来　　源】为豆科植物槐 *Sophora japonica* L. 的果实。

【形态特征】落叶乔木。荚果圆柱形，有时弯曲，呈串珠状；表面黄绿色或黄褐色，无毛，不开裂，种子间极细缩。背缝线一侧有黄色带，顶端有突起的残留柱基，基部常有果柄残留。种子 1~6 颗。果期 10 月至次年 1 月。

【生境分布】栽培于屋边、路边。全国各地普遍栽培。

【性味功能】味苦，性寒。清热泻火，凉血止血。

【用量用法】6~9 克，水煎服；外用适量，煎水熏洗患处。

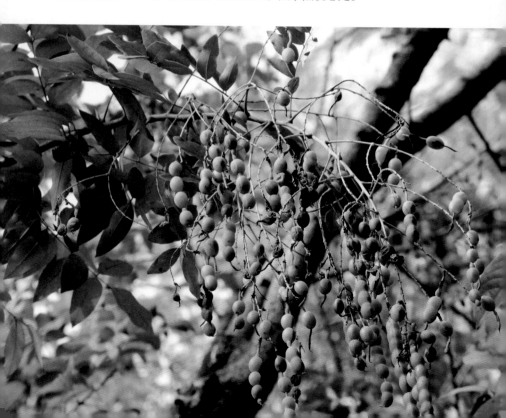

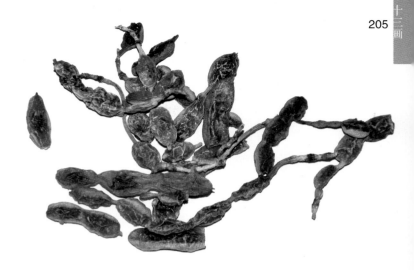

【使用禁忌】脾胃虚寒者及孕妇忌服。

【民间验方】*1.* 小便尿血：槐角9克，车前、茯苓、木通各6克，甘
草2克，水煎服。

*2.* 痔疮出血：槐角、薏苡仁各15克，猪大肠1段，水炖服。

*3.* 目赤多泪（属肝火上炎证者）：槐角、叶下珠、截叶铁
扫帚各适量，煎汤洗目，每日数次。

*4.* 烫伤：槐角烧存性，用麻油调敷患处。

【典籍说药】*1.*《神农本草经》："主五内邪气热，止涎唾，补绝伤，五痔，
火疮，妇人乳瘕，子藏急痛。"

*2.*《本草拾遗》："杀虫去风，明目除热泪，头脑心胸间
热风烦闷，风眩欲倒，心头吐涎如醉，漾漾如船车上者。"

*3.*《本草求原》："润肝养血。治痔、疔、血痢、崩血。"

# ▶路路通

【别　　名】枫实、枫果、枫木球、枫树球、枫香果、九空子。

【来　　源】为金缕梅科植物枫香树 *Liquidambar formosana* Hance 的果序。

【形态特征】落叶乔木。聚花果由多数小蒴果集合而成，呈圆球形，基部有总梗；表面灰棕色或棕褐色，有多数尖刺及喙状小钝刺。小蒴果顶部开裂，呈蜂窝状小孔。种子多数。果期9~10月。

【生境分布】生于山地常绿阔叶林中。分布于秦岭及淮河以南各地。

【性味功能】味苦，性平。祛风除湿，疏肝活络，利水。

【用量用法】3~10克，水煎服，或煅存性研末服；外用适量，研末敷患处。

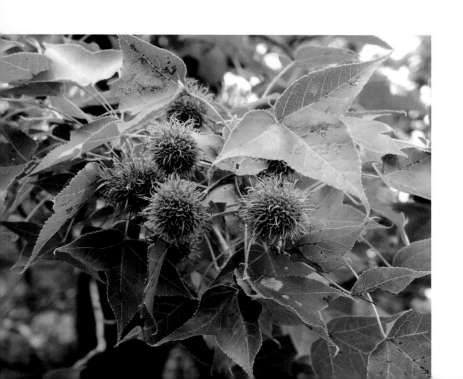

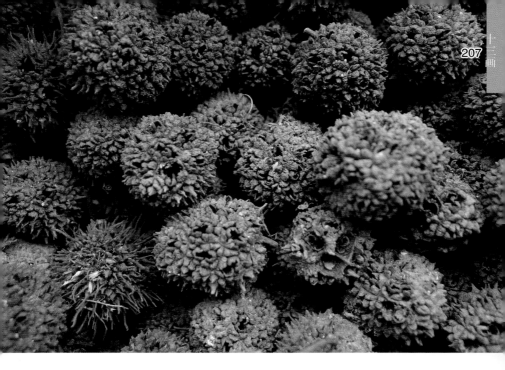

【使用禁忌】凡阴虚内热者、经水过多者及孕妇忌服。

【民间验方】1. 荨麻疹：路路通21克，鸭蛋2个，水炖服。

2. 风湿肢节痛：路路通、秦艽、桑枝、海风藤、橘络、薏苡仁各6克。水煎服。

3. 风火牙痛、蛀牙痛：路路通10~20个，水煎取汁，加入青壳鸭蛋1~2个，炖熟，吃蛋喝汤。

4. 慢性中耳炎：路路通15克，水煎服。

【典籍说药】1.《本草纲目拾遗》："辟瘴却瘟，明目，除湿，舒筋络拘挛，周身痹痛，手脚及腰痛，焚之嗅其烟气皆愈。"

2.《岭南采药录》："治风湿流注疼痛及痈疽肿毒。"

十四画及以上

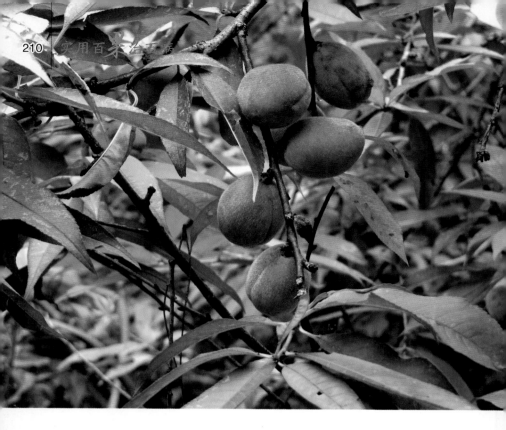

# ▶ 碧桃干

【别　　名】桃枭、桃奴、干桃、气桃、山毛桃、野桃、瘪桃干。

【来　　源】为蔷薇科植物桃 *Amygdalus persica* L. 的幼果。

【形态特征】落叶小乔木。核果呈矩圆形或卵圆形；表面黄绿色，密被短茸毛，具网状皱缩的纹理；先端渐尖，呈鸟喙状；基部不对称，有的存有果柄；果肉白色或黄色。未成熟种子1枚。果期 6~7 月。

【生境分布】生于山坡、山谷沟底、荒野疏林及灌丛内。全国各地普遍栽培。

【性味功能】味酸、苦，性平。敛汗涩精，活血止血，止痛。

【用量用法】6~9 克，水煎服；外用适量，研末调敷，或烧烟熏患处。

【民间验方】 1. 盗汗虚汗：碧桃干30克，浮小麦45克，糯稻根15克，大枣10枚，水煎服。

2. 阴虚盗汗：碧桃干、黑豆各15克，青蒿10克，五味子、炙甘草各5克，水煎，临睡前服。

3. 喑哑：碧桃干7个（煅炭存性），研末，大枣30克，煎水冲服。

4. 逢食逢饮即吐：带树干的碧桃干合灶心土，加食盐少许，煎饮。

---

【典籍说药】 1.《名医别录》："疗中恶腹痛。"

2.《食物本草》："主吐血。烧存性，研末，米汤调服。"

3.《本草纲目》："治小儿虚汗，妇人妊娠下血，破伏梁结气，止邪疟。烧烟熏痔疮。烧黑油调，敷小儿头上肥疮软疖。"

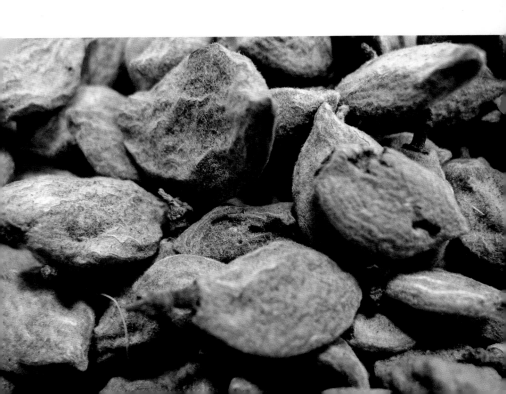

# ▶ 蔓荆子

【别　　名】蔓荆实、万荆子、蔓青子。

【来　　源】为马鞭草科植物单叶蔓荆 *Vitex rotundifolia* L. f. 的果实。

【形态特征】落叶小灌木。果实呈球形；表面黑色或棕褐色，被粉霜状茸毛，有细纵沟 4 条；顶端微凹，有脱落花柱痕，下部有宿萼及短果柄，先端 5 齿裂，常在一侧撕裂成两瓣，灰白色，密生细茸毛。横断面分为 4 室，每室有种子 1 粒或不育。果期 8~10 月。

【生境分布】生于海滨沙滩地，或栽培。分布于辽宁、河北、山东、江苏、安徽、江西、浙江、福建、台湾、广东等地。

【性味功能】味辛、苦，性微寒。疏散风热，清利头目。

【用量用法】6~10 克，水煎服；外用适量，煎水熏洗患处。

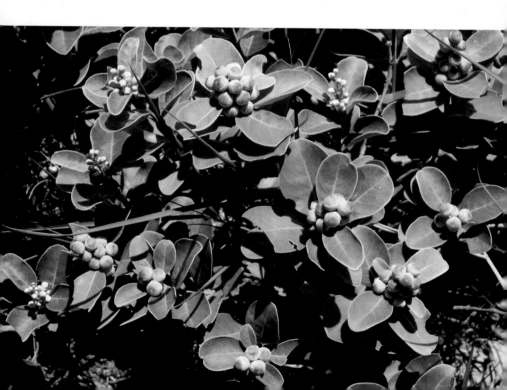

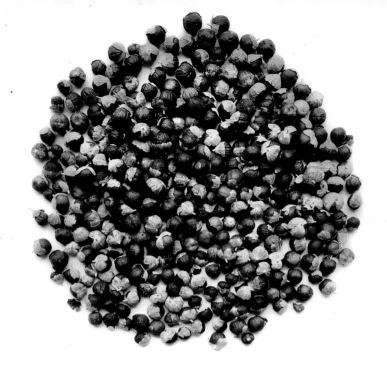

【使用禁忌】《医学启源》："胃虚人不可服，恐生痰。"

【民间验方】 *1.* 偏头痛：蔓荆子 10 克，甘菊花 8 克，细辛、白芷各 3 克，川芎、甘草各 4 克，水 500 毫升，煎取 200 毫升，每日 3 次分服。

*2.* 眉棱骨痛、眼生翳膜：蔓荆子 15 克，石决明 9 克，木贼 6 克，水煎服。

*3.* 目赤多泪（属肝火上炎证者）：蔓荆子、青葙子、栀子各 9 克，水煎服。

*4.* 脱肛：蔓荆子、香附各 9 克，盐肤木 15 克，黄酒炖服。

【典籍说药】 *1.*《神农本草经》："主筋骨间寒热，湿痹拘挛，明目，坚齿，利九窍，去白虫。久服轻身耐老。"

*2.*《珍珠囊》："凉诸经血，止头痛，主目睛内痛。"

*3.*《医林纂要·药性》："行肝气于上极，以散热祛风，兼能燥湿。"

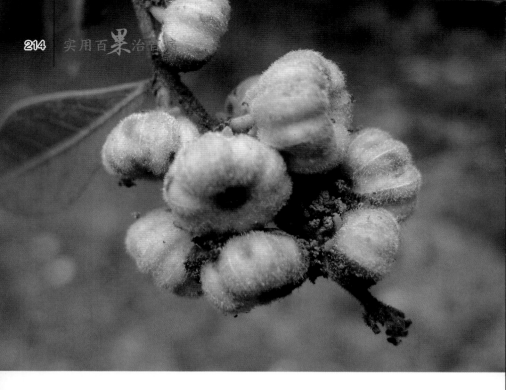

# ▶ 算盘子

【别　　名】野南瓜、算盘珠、山馒头、馒头果、野蕃蒲、山金瓜。

【来　　源】为大戟科植物算盘子 *Glochidion puberum* (Linn.) Hutch. 的果实。

【形态特征】直立多枝灌木。蒴果扁球形，形如算盘珠，常具 8~10 条纵沟；外表红色或红棕色，被短茸毛；先端具环状稍伸长的宿存花柱。内有种子数粒。果期 8~12 月。

【生境分布】生于山坡路旁、村庄周围、灌丛中。分布于长江流域以南各地。

【性味功能】味苦，性凉；有小毒。清热利湿，活血散瘀，解毒散结。

【用量用法】9~15 克，水煎服。

【民间验方】*1.* 尿道炎、小便不利：算盘子 15~30 克，水煎服。
　　　　　　*2.* 赤白带下、产后腹痛：算盘子、红糖各 6 克，水煎服。

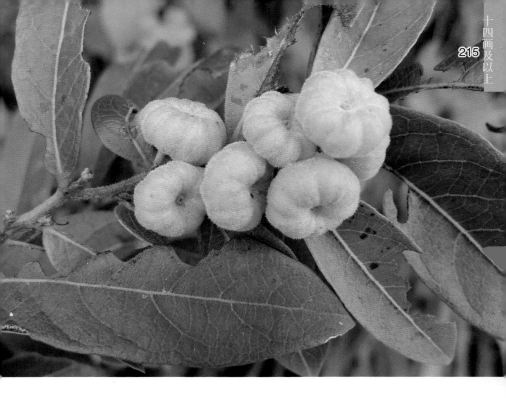

*3.* 疝气初起：算盘子 15 克，水煎服。

*4.* 睾丸炎：算盘子 60 克，水煎去渣，加入鸡蛋 2 个，煮熟，分 2 次服，吃蛋喝汤。

【典籍说药】*1.*《分类草药性》："清火，消虚气。治牙痛，淋浊，膀胱疝气。"

*2.*《中华本草》："清热除湿，解毒利咽，行气活血。主治痢疾，泄泻，黄疸，疟疾，淋浊，带下，咽喉肿痛，牙痛，疝痛，产后腹痛。"

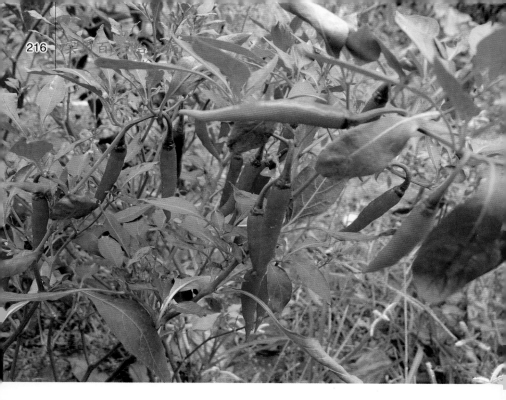

# ▶ 辣 椒

【别　　名】番椒、斑椒、海椒、红海椒、牛角椒、辣茄。

【来　　源】为茄科植物辣椒 *Capsicum annuum* Linn. 的果实。

【形态特征】一年生植物。果实形状、大小因品种而异，一般为长圆锥形而稍弯曲，基部微圆，常具宿萼或果柄；表面光滑或有沟纹，橙红色、红色或深红色，具光泽；果肉较厚。横切面可见中轴胎座，内含种子多数。干品果皮皱缩，暗红色。果期 5~11 月。

【生境分布】我国大部分地区均有栽培。

【性味功能】味辛，性热。温中散寒，下气消食。

【用量用法】1~3 克，入丸、散剂服；外用适量，捣烂敷，或煎水洗患处。

【使用禁忌】阴虚火旺及诸出血者忌服。

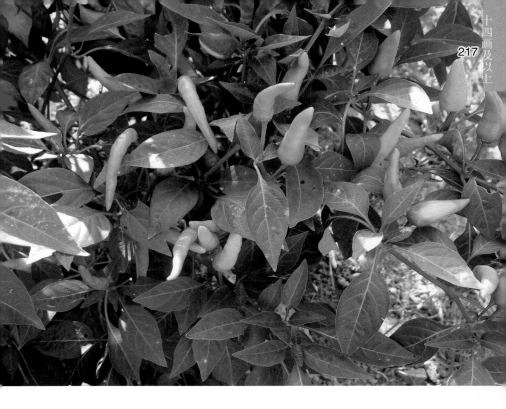

【民间验方】 *1.* 风寒感冒：辣椒 3 只，花椒 10 粒，生姜 3 片，食盐少许，
水煎服。

*2.* 胃脘冷痛：辣椒 1 只，生姜 3 片，水煎，酌加红糖调服。

*3.* 蛀牙痛：辣椒适量炒肥猪肉，酌加米醋，将肉塞在蛀牙
洞内即可。

*4.* 无溃破冻疮：辣椒、老姜各适量，食盐少许，煎水熏洗
患处。

【典籍说药】 *1.*《食物本草》："消宿食，解结气，开胃口，辟邪恶，
杀腥气诸毒。"

*2.*《食物考》："温中散寒，除风发汗，冷癖能蠲，行痰
去湿。"

# ▶ 樟木子

【别　　名】樟梨、香樟子、樟扣、樟子、樟树子、樟树果。

【来　　源】为樟科植物樟 *Cinnamomum camphora* (L.) Presl 的果实。

【形态特征】常绿乔木。核果呈圆球形，棕黑色至紫黑色；表面皱缩不平，或有光泽，基部有时有宿存的花被管；果皮呈肉质而薄。内含种子 1 粒。气极香。果期 8~11 月。

【生境分布】生于较为湿润的山坡、沟谷，或栽培。分布于广东、海南、广西、云南、贵州、江苏、浙江、安徽、福建、台湾、江西、湖北、湖南、四川等地。

【性味功能】味辛，性温。散寒祛湿，行气止痛。

【用量用法】9~15 克，水煎服；外用适量，煎水熏洗患处。

【民间验方】*1.* 咽喉肿痛：樟木子、灯心草、黄柏各等量，白矾少许，

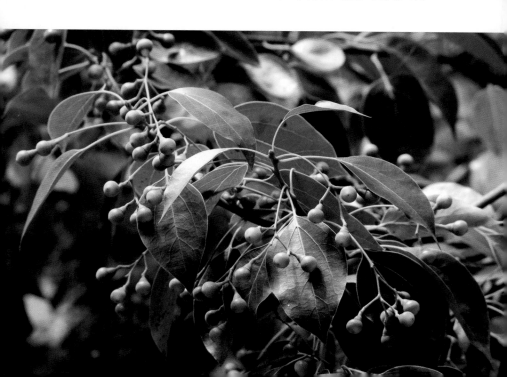

共研末吹患处。

2. 胃肠炎、胃寒腹痛、食滞、腹胀：樟木子9~15克，水煎服。

3. 胃气痛：樟木子15克，生姜3片，水煎服。

4. 水泻腹痛：樟木子15克，南五味子根12克，水煎服。

**【典籍说药】** *1.*《本草纲目拾遗》："磨涂肿毒，治中酒、心胃疼皆效。"

*2.*《中华本草》："祛风散寒，温胃和中，理气止痛。主治脘腹冷痛，寒湿吐泻，气滞腹胀，脚气。"

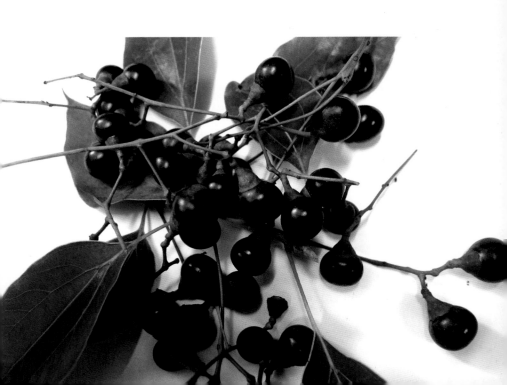

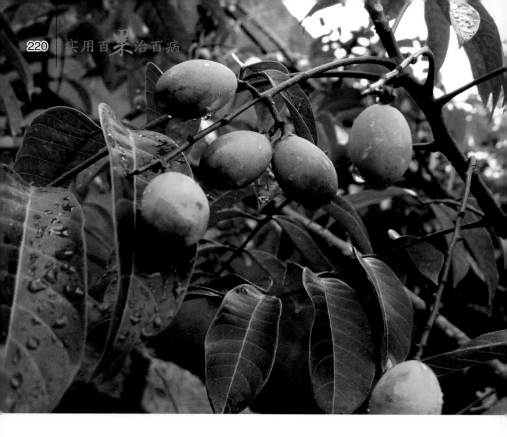

# ▶ 橄 榄

【别　　名】橄榄子、青果、青子、青橄榄、白榄、黄榄、甘榄。

【来　　源】为橄榄科植物橄榄 *Canarium album* (Lour.) Raeusch. 的果实。

【形态特征】常绿乔木。核果呈纺锤形，两端锐尖，初时黄白色，干后表面棕黄色或黑褐色，有不规则深皱纹；果肉厚，灰棕色或棕褐色；果核梭形，内有种子 1~3 粒。果期 8~10 月。

【生境分布】多生于杂木林中，或栽培。分布于福建、台湾、广东、海南、广西、四川、贵州、云南等地。

【性味功能】味甘、酸、涩，性平。清肺利咽，生津止渴，解毒。

【用量用法】6~12 克，水煎服；外用适量，研末撒，或调敷患处。

【使用禁忌】表证初起者慎用。

【民间验方】1.饮酒过多、昏闷不舒：鲜橄榄10枚，葛花10克，水煎服。

2.自汗：咸橄榄5枚，猪瘦肉适量，水炖服。

3.咽喉肿痛：鲜橄榄50克，莱菔100克，水煎代茶。

4.口臭：鲜橄榄2枚，茶叶2克，开水冲泡代茶。

【典籍说药】1.《日华子本草》："开胃，下气，止泻。"

2.《本草纲目》："生津液，止烦渴，治咽喉痛。咀嚼咽汁，能解一切鱼鳖毒。"

3.《本草再新》："平肝开胃，润肺滋阴，消痰理气，止咳嗽，治吐血。"

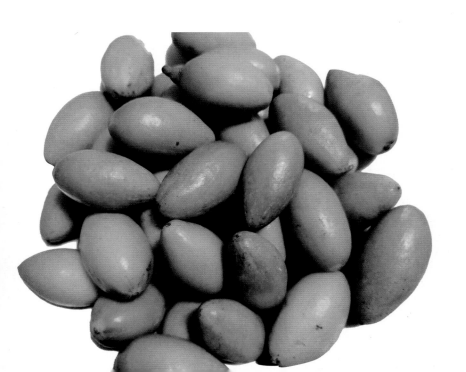

## ▶鹤 虱

【别　　名】北鹤虱。

【来　　源】为菊科植物天名精 *Carpesium abrotanoides* Linn. 的成熟果实。

【形态特征】多年生草本。果实呈圆柱形，细小；表面黄褐色或暗褐色，有多数细纵棱及沟纹；先端收缩成细线形，顶部扩展成灰白色圆环；基部稍尖，有着生痕迹。果皮薄，纤维性。果期 9~10 月。

【生境分布】生于山坡、路旁。全国各地均有分布。

【性味功能】味苦、辛，性平；有小毒。杀虫消积。

【用量用法】5~10 克，水煎服。

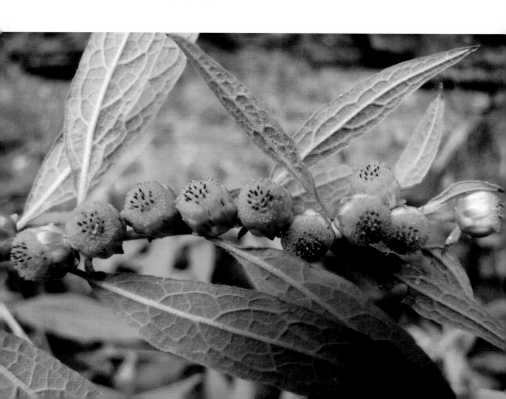

【使用禁忌】孕妇慎服。

【民间验方】*1.* 小儿脾虚、虫积腹痛：鹤虱8克，党参、六曲、麦芽各6克，木香5克，炙甘草2克，水煎服。

*2.* 小儿疳积：鹤虱3克，银柴胡、麦芽各9克，水煎服。

*3.* 虫蛀齿痛：鹤虱1枚，塞齿中，又以鹤虱煎醋漱口，其痛可定。

*4.* 湿疹：鹤虱、马齿苋、一枝黄花各适量，煎水洗患处。

..............................................................................................

【典籍说药】*1.*《新修本草》："主蛔、蛲虫，用之为散，以肥肉臛汁，服方寸匕；亦丸、散中用。"

*2.*《日华子本草》："杀五脏虫，止疟及敷恶疮上。"

*3.*《本经逢原》："善调逆气，治一身痰凝气滞。"

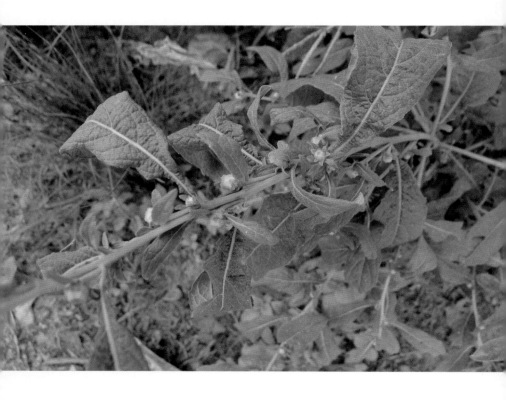

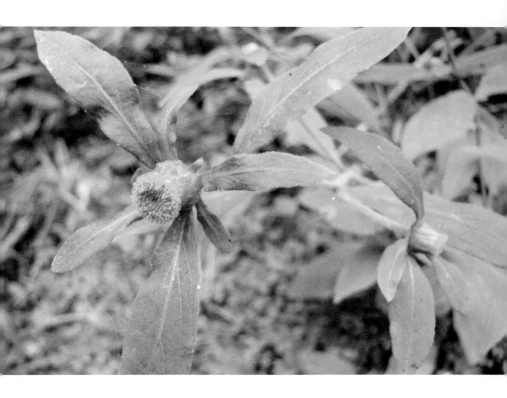

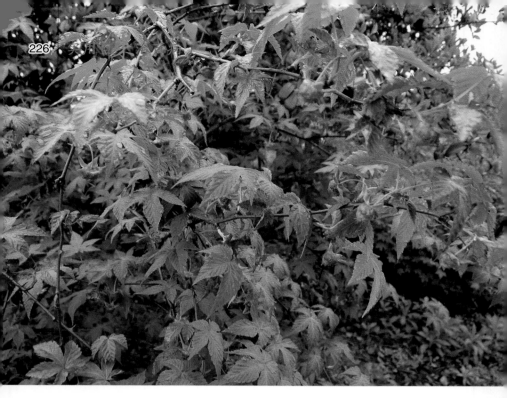

# ▶覆盆子

【别　　名】覆盆、乌藨子、小托盘、山泡、笋藨子、华东覆盆子。

【来　　源】为蔷薇科植物掌叶覆盆子 *Rubus chingii* Hu 的果实。

【形态特征】落叶灌木。聚合果由众多核果聚合而成，略呈圆锥形或类
　　　　　　球形，上端钝圆，底部较平坦；表面灰绿色或淡棕色，密
　　　　　　被灰白色或灰绿色短茸毛；宿萼棕色，上有多数残存花丝，
　　　　　　下有果柄痕。小核果约呈半月形，密生灰白色柔毛。果期
　　　　　　5~8 月。

【生境分布】生于山坡、路边、灌木丛中，或栽培。分布于江苏、安徽、
　　　　　　浙江、江西、福建、广西等地。

【性味功能】味甘、酸，性平。益肾，固精缩尿，养肝明目。

【用量用法】6~12 克，水煎服，或浸酒，或熬膏。

【使用禁忌】阴虚内热者忌服。

【民间验方】 *1.* 肾虚遗精、阳痿早泄：覆盆子、车前子各 15 克，菟丝子 30 克，枸杞子 18 克，五味子 10 克，水煎服。

*2.* 阳痿：覆盆子焙干，研末，每日 9 克，黄酒送下。

*3.* 肾虚尿频、遗尿：覆盆子、桑螵蛸各 15 克，益智仁 10 克，猪尾巴 1 条，水炖服。

*4.* 小儿肾虚遗尿：覆盆子 30 克，水 2 碗煎 1 碗，取汤炖猪瘦肉，吃肉喝汤。

【典籍说药】 *1.*《名医别录》："主益气，轻身，令发不白。"

*2.*《本草通玄》："覆盆子，甘平入肾，起阳治痿，固精摄溺，强肾而无燥热之偏，固精而无凝涩之害，金玉之品也。"

*3.*《医林纂要·药性》："补肺，生水，泻肝，益肾，固精，敛气。"